Vera Moosbrugger

DIE NOBELPREIS-DIÄT

Mit Intervallfasten zu einem vitalen Leben

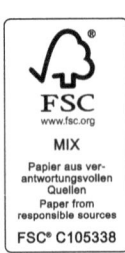

Bibliografische Information der Deutschen Nationalbibliothek:
Die Deutsche Nationalbibliothek verzeichnet diese Publikation in der
Deutschen Nationalbibliografie; detaillierte bibliografische Daten sind
im Internet über http://dnb.dnb.de abrufbar.

Illustration: Josh Bauman
Idee & Konzeption: Lukas Greussing
Lektorat: Erika und Georg Moosbrugger

Herstellung und Verlag: BoD – Books on Demand, Norderstedt

ISBN: 978-3-7528-6058-0

INHALT

Vorab
Ein FAQ für Zweifler

Wahrscheinlich möchten Sie gleich zu Beginn wissen, ob die sogenannte „Nobelpreis-Diät" auch für Sie die richtige Form ist, um langfristig Ihr Wunschgewicht zu halten und energiegeladen, gesund und länger durchs Leben zu gehen? Die Chancen stehen gut.

An dieser Stelle finden Sie die häufigsten Bedenken, denen diese neue Art der Ernährungsweise oft begegnet:

Muss ich bei dieser Diät auf bestimmte Lebensmittel verzichten, Kalorien zählen und mich möglichst von Essenseinladungen fernhalten?
Die Antwort darauf lautet in allen drei Fällen: Nein! Denn diese Art der Ernährungsweise zielt in erster Linie nicht auf das Erreichen eines kalorischen Defizits ab und verbietet auch nicht eine spezielle Lebensmittelgattung. Kalorienreduzierte Diäten kursieren bereits mehr wie genug in unserem täglichen Umfeld, da erzähle ich Ihnen bestimmt nichts Neues. Die Nobelpreis-Diät ist keine Diät der herkömmlichen Art, genau genommen ist es sogar keine Diät. Aber mehr dazu erfahren Sie in diesem Buch.

Muss ich den JoJo-Effekt fürchten?

Auch dazu lautet die Antwort ganz klar: Nein. Wissenschaftliche Studien zeigen bei dieser kurzen Art des Fastens keine nachgelagerte Gewichtszunahme, nachdem das Fasten beendet wird. Der Prozess der sogenannten „Autophagie" ist ein komplexer, doch dank jüngster Studienergebnisse erkennen wir immer mehr, was sich in den einzelnen Zellen während des Fastens abspielt und können die Erkenntnisse zu unseren Gunsten nützen.

Muss ich mir von der Arbeit frei nehmen, um diese Art des Fastens durchzuziehen?

Nein, ganz bestimmt nicht! Idealerweise setzen Sie das Intervallfastens auch nicht nur für eine Woche, sondern für mehrere Wochen oder gar Monate um - und so lange werden Sie wohl eher nicht von der Arbeit fernbleiben können. Das Intervallfasten können Sie ganz leicht an Ihre produktiven Stunden im Alltag anpassen und den Ess- bzw. Fast-Rhythmus nach Ihren individuellen Bedürfnissen ausrichten. Aus einer Anzahl an verschiedenen Fastenvarianten können Sie die für Sie perfekte auswählen. Die Auswahl ist wahrscheinlich größer, als Sie vermuten.

Muss ich mit teuren Kosten rechnen?

Nein, sogar das Gegenteil trifft zu: Sie werden Geld sparen! Für das Intervallfasten ist kein Kauf von exotischen Lebensmitteln, hochwertigen Pülverchen oder teuren Kapseln notwendig. Sie kaufen weiterhin Ihre gewohnten Nahrungsmittel, nur der Umfang des wöchentlichen

Einkaufs wird weniger werden und das wird sich positiv auf Ihre Geldbörse auswirken.

Muss ich mein Chemieverständnis aus der Schule auffrischen, damit ich verstehe, wieso für diese neuen Fastenerkenntnisse der Medizin-Nobelpreis verliehen wurde?
Nein, glücklicherweise nicht! Ich selber habe mir das Wissen hinter dem vom Zellforscher Yoshinori Ohsumi erforschten Phänomen eigenständig und ohne großes Chemie- und Medizinwissen angeeignet. Die Erkenntnisse des japanischen Forschers, der im Jahr 2016 den Nobelpreis für seine Entdeckung erhalten hat, sind zwar komplex und vielschichtig, doch mit ein wenig Neugier sehr leicht verständlich.

Meine Beweggründe und warum Sie dieses Buch lesen sollten

Ausgewogene Ernährung, viel Bewegung und die notwendige Achtsamkeit meinem Körper gegenüber, so würde ich meine derzeitige Lebensweise beschreiben. Doch das war nicht immer so. Auch wenn ich das Interesse an speziellen

Ernährungsformen schon lange in mir trage, war das doch eine recht große Achterbahnfahrt in meinem Leben. Manchmal habe ich total gesund, ausgewogen und diszipliniert gegessen, dann wieder über Wochen dem Essen keine Zeit gegeben, am Arbeitsplatz zu Mittag und möglichst ohne (Koch-)Aufwand zu Abend gegessen. Auf Dauer konnte das ja nicht gut gehen. In Kombination mit wenig Schlaf und permanentem Arbeits- und Freizeitstress habe ich mich eines Tages mit akuten Verdauungsproblemen und einem deutlich geschwächten Immunsystem wiedergefunden. Ich wusste, dass ich etwas ändern sollte. Nur was?

Das war die große Frage. Von Blitzdiäten und Entschlackungskuren hatte ich noch nie viel gehalten, also machte ich mich auf die Suche nach einer längerfristigen und nachhaltigeren Lösung für meine Gesundheitsprobleme.

Das war vor knapp eineinhalb Jahren. In dieser Zeit kursierten in den Medien interessante Schlagzeilen zum Nobelpreis der Medizin, den der japanische Zellforscher Yoshinori Ohsumi für seine Erkenntnisse zum Fasten erhielt. Mich interessierte dieses Thema und ich begann mich genauer zu informieren. Stunde für Stunde und Artikel für Artikel tat sich für mich ein Themenfeld auf, das mich faszinierte und dem ich mit einer Mischung aus Skepsis und gleichzeitiger Neugier begegnete. Konnte es wirklich sein, dass Intervallfasten dem Körper soviel Gutes tat, das Körpergewicht regulierte, ein Jungbrunnen und

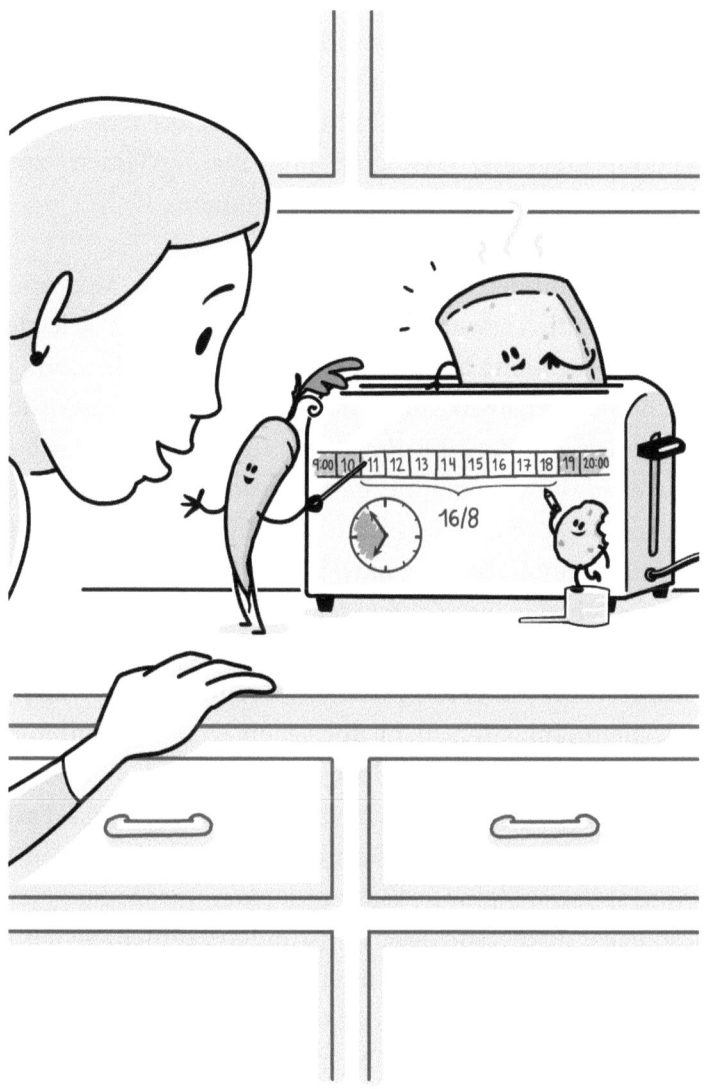

Energielieferant darstellte und gleichzeitig auch noch das Immunsystem verbesserte? Die positiven Auswirkungen schienen für meinen Geschmack schon fast zu viele (oder besser gesagt: zu übertrieben) zu sein, doch ich wollte es genauer wissen. Und so war es nur die logische Konsequenz, dass ich mir Studien zu diesem Thema ansah, Experteninterviews las und mir mein Wissen zum Intervallfasten Schritt für Schritt aneignete.

Mein Bekanntenkreis reagierte erst skeptisch, was mich jedoch nicht verwunderte. Immerhin glaubte ich der ganzen Geschichte auch erst, nachdem ich es selber einige Wochen am eigenen Leib ausprobierte. Zwischenzeitlich praktiziere ich die 16/8-Regel des Intervallfastens schon über ein Jahr, und meine Begeisterung ist nicht kleiner geworden. Zu Beginn konnte ich mir nicht vorstellen, ganze 16 Stunden am Tag bzw. in der Nacht nicht zu essen und täglich nur ein Zeitfenster von 8 Stunden für diese überlebenswichtige Tätigkeit zu haben. Ich war damals definitiv die kleine „Snackerin", die ohne kleine Zwischenmahlzeiten nicht überleben konnte. Zumindest habe ich mir das eingebildet oder es hat sich eben so angefühlt. Doch der Schritt hin zum neuen Ess-Fast-Rhythmus war nicht annähernd so dramatisch, wie ich es erwartet hatte. Meine größten Bedenken waren, dass mein Blutzuckerspiegel solche Fastenstunden gar nicht liebt und ich in dieser Zeit nur schwindelig und abgeschlagen in der Gegend umherirre. Interessanterweise war das Gegenteil der Fall. Nach ein paar Tagen schon stellte sich mein Körper auf den neuen Rhythmus ein und ich war in den

Stunden des Fastens wesentlich konzentrierter und einsatzfähiger wie nach manch klassischem Mittagessen und dem mit ihm verbundenen Tief.

Heute bin ich an dem glücklichen Punkt, an dem ich dank des Intervallfastens ...

- über ein deutlich besseres Immunsystem verfüge.
- mich in meinem Körper wohl fühle.
- mein Wunschgewicht erreicht und gehalten habe.
- wesentlich mehr Energie im Alltag habe.
- mir keine Gedanken mehr über Kalorien mache.
- und mir ein Leben ohne Intervallfasten nicht mehr vorstellen möchte.

Sollten meine euphorischen Erzählungen nun dezent unglaubwürdig klingen, dann verstehe ich Sie nur zu gut. Mir ging es zu Beginn ja, wie bereits erwähnt, genau gleich. Immerhin sind wir geprägt von den Reklamen unzähliger Hochglanzmagazine, in denen monatlich eine neue Wunderdiät auf uns einrieselt. Der große und bedeutende Unterschied bei dieser – von mir so genannten – Nobelpreis-Diät ist jedoch, dass sie auf einem breiten, wissenschaftlichen Fundament steht. Es handelt sich eben nicht um eine weitere Marketingidee der Ernährungs- und Medienindustrie, sondern um ein biochemisch untersuchtes Phänomen. Dieser Unterschied ist wichtig, zumindest aus meiner Sicht. Und glücklicherweise teile ich diese Meinung auch mit dem Komitee des Medizinnobelpreises. Immerhin hat dieses Komitee die wissenschaftliche Erkenntnis von Zellforscher Yoshinori Ohsumi als „den größten Nutzen für die Menschheit im Jahr 2016" eingestuft. Genau das ist nämlich der Beweggrund für die Vergabe des jährlichen Nobelpreises.

Meiner persönlichen Meinung nach ist es nicht an der Zeit, die dreihundertste Diät auf den Markt zu werfen und zu hoffen, dass ein paar Abnehmlustige sich darauf stürzen werden. Vielmehr ist es an der Zeit, sich mit Hilfe von wissenschaftlichen Studien, neuesten Erkenntnissen und untermauerten Fakten auf die Suche nach einem passenden Ernährungsweg zu machen. Das ist auch der Grund, wieso ich am Ende des Buchs die Quellenangaben zu den von mir erwähnten Studien, Forschungsartikeln und Webseiten anführe und Sie einlade, sich bei auftauchenden Zweifeln oder einem besonders interessanten Themenaspekt gern die weiterführende Literatur zur Hand zu nehmen. Es erscheint mir wichtig, dass Sie sich selbst eine Meinung zu diesem Thema bilden und die Hintergründe zu verstehen versuchen.

Ich freue mich, dass Sie sich die Zeit nehmen mit mir gemeinsam auf Erkundungstour zu diesem Thema zu gehen. Sollten Sie schon einiges zum Intervallfasten wissen, so werden Sie hoffentlich dennoch ein paar neue Studienergebnisse und hilfreiche praktische Tipps in diesem Buch finden. Und wenn Sie als Neuling in die Thematik einsteigen, dann werden die kommenden Kapitel für Sie umso spannender. Soviel traue ich mich ganz mutig zu versprechen.

Klassische Diäten scheitern - Zeit für wissenschaftliche Herangehensweisen

Bevor es nun in die Tiefen des Intervallfastens geht, werfen wir noch einen kurzen Blick auf das „Big Picture", das große Ganze der Abnehmen- und Diätindustrie. Wieso um alles in der Welt kursieren so unglaublich viele Diät- und Abnehmtipps in unserer Gesellschaft? Und warum quält sich dennoch jeden Sommer (gefühlt) die gesamte westliche Zivilisation mit der begehrenswerten Strandfigur ab? Irgendwo liegt da doch ein Fehler im System. So viele Diättipps und gleichzeitig so unglaublich viele Personen, die mit Ihrer Figur unzufrieden sind: Wo liegt das Problem?

Dazu möchte ich Ihnen in aller Kürze vier Gedanken mit auf den Weg geben:

Kaum eine Diät steht auf wissenschaftlichen Beinen!
Was das bedeutet, können Sie sich wohl selber ausmalen. Unzählige Menschen sind im Laufe Ihres Lebens immer einmal wieder auf der Suche nach einem einfachen Weg zu Ihrer Traumfigur. Da kommen Schlagzeilen zur neuen

Glyx-, Trennkost- oder basischen Diät gerade recht. Doch in Wahrheit verbergen sich dahinter leider oft nur große Marketingmaschinerien, mit Dollarzeichen in den Augen und dem gnadenlosen Wunsch ihre Schlankheitsprodukte und Unterhaltungsmagazine zu verkaufen. Die Bandbreite an kuriosen und kreativen Diäten ist groß, doch den Argumentationsketten dieser Konzerne fehlt meist die nötige Basis an wissenschaftlichem Fundament.

Und genau das möchte ich Sie bitten im Hinterkopf zu behalten: Trauen Sie keiner neuen Ernährungsform, wenn sie nicht auf einer soliden, breiten, wissenschaftlichen Basis steht! Immerhin sind wir im 21. Jahrhundert und müssen über viele Vorgänge in unserem Körper nicht mehr nur mutmaßen, sondern können Zahlen und Fakten an die Hand nehmen und anhand dieser entscheiden.

Manche Diät ist gar gesundheitsgefährdend!
Meine Skepsis gegenüber so manch abenteuerlicher Diät geht sogar noch weiter. Oft werden diese ohne ärztliche Begleitung im Eigenversuch angepriesen und enden „bestenfalls" im so gut bekannten JoJo-Effekt und im schlimmsten Fall mit groben Gesundheitsproblemen im Bereich des Herz-Kreislaufsystems, Verdauungstrakts oder Hormonhaushalts. Die Auswirkungen von Diäten können von Vitamin- und Mineralstoffmangel aufgrund der einseitigen Ernährung oder einer Überlastung unseres Ausscheidungsorgans, der Niere, bis hin zu komplexen Irritationen des Stoffwechsels oder Hormonhaushalts reichen. Mit der Gesundheit ist nicht zu spaßen, und

manche Diät bringt die Balance des Körpers so außer Takt, dass wir unserem Körper mehr Schaden wie nutzen.

Ärztliche Begleitung ist oft empfehlenswert!

Sich einer selbst verschriebenen Diät unterzuordnen ist jedenfalls nur für absolut gesunde Menschen zu empfehlen. Es versteht sich wohl von selbst, dass schwangere oder alte und gebrechliche Personen sich keinesfalls auf ein solches Experiment einlassen sollten. Genauso wenig dürfen chronisch Erkrankte oder Personen mit einer Essstörung solche Experimente in Eigenregie wagen.

Im Idealfall findet vor dem Start einer einschneidenden Ernährungsumstellung ein beratendes Gespräch mit dem Arzt statt, der den individuellen Körper am besten kennt und seine Belastbarkeit am besten einschätzen kann.

„Schnell" und „langfristig" gibt es (leider) nicht!

Das ist jetzt die vielleicht schlechteste Nachricht, die sie in diesem Buch finden werden: Sie werden nicht über Nacht zwei Kilo verlieren und auch nicht am Ende der Woche eine Kleidergröße weniger auf den Hüften vorfinden. Tatsache ist nämlich, dass sich die zwei Begriffe „schnell abnehmen" und „langfristiger Erfolg" leider nicht verstehen. Genau genommen schließen sie sich sogar aus, und wenn Sie auf der Suche nach einem schnellen Weg zum Abnehmen sind, dann muss ich Sie leider enttäuschen. Das wird Ihnen auch nach all den Erkenntnissen in diesem Buch nicht gelingen, denn das Ziel dieses Buchs liegt ganz klar im langfristigen

Erreichen des Wunschkörpergewichts und Gesundheitszustands.

Und weil wir gerade schon dabei sind Warnungen auszusprechen: Seien sie darauf vorbereitet, dass Konzerne mit Ihren Werbemaschinerien keine Freude an einem „einfachen Konzept" wie dem Intervallfasten haben. Immerhin leben diese Firmen in großen Zügen von den Hoffnungshappen, die sie mit abenteuerlichen Diäten an die Frau bzw. den Mann bringen. Mit dieser Art des Fastens kann weder ein luxuriöses Pülverchen, noch ein zusätzliches Nahrungsergänzungsmittel verkauft werden. Vielleicht ist das Interesse der Großkonzerne auch ein (Mit-) Grund, wieso noch immer so wenige Menschen von diesem Ernährungskonzept wissen. Es lässt sich schließlich schlecht Geld damit verdienen.

Sollte ich mir einen Wunsch erlauben dürfen, dann ist es genau das zu ändern: Mögen viele Menschen, aus gesundheitlichen oder körperbewussten Gründen, das Phänomen hinter dem Intervallfasten kennenlernen und von seinen positiven Auswirkungen profitieren!

Was Sie zum Intervallfasten wissen sollten

„Wer stark, gesund und jung bleiben will,
sei mäßig, übe den Körper,
atme reine Luft und heile seine Weh
eher durch Fasten als durch Medikamente."
HIPPOKRATES

Man könnte meinen die weisen Worte des griechischen Arztes Hippokrates seien schon etwas in die Jahre gekommen, immerhin sind sie schon weit über 2000 Jahre alt. Dennoch treffen sie wahrscheinlich mehr denn je auf viele unserer Mitmenschen im 21. Jahrhundert zu. Die Aussage des Hippokrates bringt auch die Erkenntnis mit sich, dass Fasten keinesfalls eine Erfindung der modernen Gesellschaft ist. Schon vor Jahrtausenden haben sich Menschen – damals vermutlich aus anderen Gründen – dem Fasten hingegeben. Was waren die Beweggründe unserer Vorfahren auf Essen zu verzichten, waren sie dazu gezwungen oder haben sie sich dieser Situation freiwillig ausgesetzt? Dieser Frage wollen wir zu Beginn kurz nachgehen.

Bevor wir loslegen, möchte ich jenen, die mit dem Begriff des intermittierenden Fastens nichts anfangen können, noch etwas unter die Arme greifen. Die Bezeichnung stammt aus dem Englischen „Intermittent Fasting" und wird im deutschen Sprachgebrauch auch gern mit „Intervallfasten" oder „Kurzzeitfasten" umschrieben. Das Wort „intermittierend" leitet sich ursprünglich vom Lateinischen „intermittere" ab, was so viel wie „unterbrechen" oder „aussetzen" bedeutet.

Wikipedia beschreibt diese Ernährungsform sehr klar und pointiert: „Als Intervallfasten oder intermittierendes Fasten wird eine Ernährungsform bezeichnet, bei der ständig, in einem bestimmten Rhythmus, zwischen Zeiten der normalen Nahrungsaufnahme und des Fastens gewechselt wird."

In der Praxis bedeutet dies nun, dass Sie Ihre Ernährung nicht inhaltlich, sondern nur zeitlich beschränken. Sie dürfen nach wie vor alles essen, was sie wollen, nur eben nicht rund um die Uhr. Dabei gibt es verschiedene Varianten des Pausierens und Essens, sie reichen vom klassischen 16/8-Rhythmus, bei dem Sie täglich 16 Stunden fasten und anschließend ein Esszeitfenster von 8 Stunden zur Verfügung haben, bis hin zum 5/2-Rhythmus, bei dem Sie an fünf Tagen in der Woche normal essen und an zwei Tagen in der Woche auf die Nahrungszufuhr verzichten. Je nachdem, womit Sie sich wohler fühlen und welche Variante besser zu Ihrem Alltag passt, können Sie flexibel Ihren Wunschrhythmus wählen.

Die verschiedenen Varianten mit ihren Vor- und Nachteilen werden wir später noch genauer betrachten. Immerhin gibt es noch wesentlich mehr Fastentypen wie die zwei soeben erwähnten. Doch zu allererst wagen wir den versprochenen Blick auf die Geschichte des Fastens.

Fasten ist nichts Neues

Um gleich einmal mit der Tür ins Haus zu fallen: Der menschliche Körper ist – evolutionär betrachtet - erst seit relativ kurzer Zeit mit dem uns so vertrauten, ständigen Essensangebot konfrontiert. 24-Stunden-Öffnungszeiten im Supermarkt, einen ständig vollen Kühlschrank und in der Arbeit die Obstschale und den Getränkeschrank vor der Nase, von diesem Luxus haben unsere Vorfahren wohl nur geträumt. Viele Jahrtausende waren die Menschen Jäger und Sammler und mussten immer wieder kürzere und längere Perioden des Nichtessens übertauchen, bevor sie auf neue Nahrung stießen. Mit Blick auf unsere Menschheitsgeschichte sind diese kurzen Abstände zwischen dem Essen und die ständige Verlockung durch Lebensmittel völlig unnatürlich.

Aus den eigenen Energiespeichern mehrere Tage lang zu leben ist eine Fähigkeit von uns Menschen, ohne die unsere Vorfahren gar nicht erst überlebt hätten. Fasten ist, wenn man so will, ein altbewährtes und physiologisch über Jahrtausende erprobtes Überlebensprogramm und keine neue Erfindung der modernen Gesellschaft. Ganz pragmatisch formuliert hat der Jäger in der freien Wildbahn auch nicht täglich um Punkt zwölf Uhr sein Mammut erlegt, um drei Uhr dann noch ein paar Beeren gesnackt und spätestens um sechs Uhr zum Säbelzahntiger-Burger gegriffen. Unser Körper ist auf Hungerzeiten eingestellt, er kann seine Energie auch aus Muskel- und Fettgewebe gewinnen. Jahrtausendelang hat er das so praktiziert, es ist uns nur nicht mehr bewusst. Wir vergessen oft, dass Nahrung für den Körper Stress bedeutet. Er muss das Verdauungssystem anwerfen und sich an die Nahrungsverwertung machen – mitunter ist das sogar seine letzte Tätigkeit am Abend und seine erste am frühen Morgen.

Auch mit Blick auf die religiösen Motive zum Fasten stellen wir fest, dass es sich um kein neumodernes Phänomen handelt. Seit gut 2000 Jahren fasten beispielsweise die Christen in der Zeit vor Ostern, während Muslime sich im Ramadan über einen Monat lang von Sonnenaufgang bis Sonnenuntergang dem Essensverzicht verschreiben. Fasten ist schon seit langer Zeit ein Teil der Menschheit, sowohl aus pragmatischen Gründen zu Zeiten der Jäger und Sammler als auch aus religiösen Motiven in den verschiedenen Weltreligionen. Umso ungewohnter erscheint uns nun der aktuelle Nahrungsüberfluss, dem sich die westliche Zivilisation heute ausgesetzt sieht. Ständig Nahrung zur Verfügung zu haben, noch dazu in einem mehr als nur ausufernden Ausmaß, ist unser Körper – evolutionsbedingt – einfach nicht gewohnt. Doch diese Erkenntnis alleine wirft mehr Fragen auf, als sie uns Antworten liefert: Warum genau soll der Körper – wie schon zu Zeiten der Jäger und Sammler – längere Zeit keine neue Nahrung aufnehmen? Die tieferliegende Frage lautet wohl: Was passiert denn eigentlich im Körper, wenn er fastet? Nur indem wir diese Frage beantworten, können wir die Bedeutung des Nahrungsverzichts für unseren Körper verstehen.

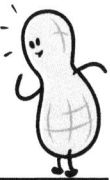

SHORT FACTS

Evolutionär betrachtet ist der menschliche Körper erst seit kurzer Zeit mit dem ständigen Essensangebot konfrontiert: Jahrtausendelang musste er als Jäger und Sammler tagelang ohne Essen auskommen.

Auch aus religiösen Gründen fasten gläubige Christen bereits seit über 2000 Jahren vor Ostern, während Muslime im Ramadan auf Essen verzichten.

Fasten ist somit keine moderne Erscheinung, sondern seit tausenden von Jahren Bestandteil der Menschheit.

Müllentsorgung in der Zelle: Die Autophagie

Wir tauchen nun kurz in die Welt der Mikrobiologie ein, um besser zu verstehen, was sich denn in der menschlichen Zelle während des Fastens abspielt. Keine Angst, wir schaffen diese Erkenntnis auch mit einem Minimum an Fachvokabular und innerhalb von nur ein paar aufmerksamen Minuten. Doch indem wir den Vorgang in der einzelnen Zelle verstehen, können wir auch die Auswirkungen auf den gesamten Organismus besser einschätzen.

Unser Körper besteht aus einer unglaublich großen Anzahl an aufgereihten Zellen, und jede einzelne Zelle funktioniert – plakativ gesprochen - wie eine Fabrik. Es werden Rohstoffe geliefert und in der Zelle in Energie umgewandelt. Wie im wirklichen Fabriksleben entstehen dabei auch Nebenprodukte, mit denen die Zelle nichts anzufangen weiß. Diese Abfallprodukte werden erst einmal zur Seite gelegt und sollen in ruhigeren Zeiten entsorgt werden. So ist zumindest der Plan der kleinen (Zell-) Fabrik. Wenn jedoch immer neue Rohstoffe geliefert werden und die Zelle keine Zeit findet die Abfallprodukte zu entsorgen, dann steht sie über kurz oder lang vor einem Platzproblem. Sie weiß nicht mehr wohin mit den ganzen Nebenprodukten und findet aufgrund der ständigen Nachlieferungen auch keine Zeit mehr diese zu entsorgen. Der viele Müll verhindert den reibungslosen Ablauf der Energieverwertung, nimmt zu viel Platz ein und hindert die Zellfabrik am effizienten Arbeiten. Unsere Zellen haben somit ein nachweisbares Müllproblem, wenn sie ständig neue Rohstoffe in Form von Nahrung angeliefert bekommen. Die Pausen zwischen den Lieferungen sind für die Ordnung in den Zellen überlebensnotwendig. Sprechen wir in diesem Zusammenhang von Pausen zwischen den Lieferungen, dann sind damit die Zeiten des Nichtessens und Fastens gemeint. In diesen Zeiten kann die Zelle in Ruhe den angefallenen Müll entsorgen und sich für aufgeräumte Produktionsverhältnisse kümmern. Passiert dies nicht bzw. bekommt die Zelle zu wenig „Aufräumzeit", geht sie vor lauter Müll über und stirbt über kurz oder lang ab.

Ein gesunder Recycling-Prozess ist somit für jede einzelne Zelle in unserem Körper die Basis für ihre langfristige Funktionstüchtigkeit. Und so simpel und einleuchtend dies klingt, genau darin liegt das Geheimnis der positiven Wirkung des Fastens.

Mit dieser Erkenntnis in der Tasche könnten wir nun das Buch für ein paar Minuten zur Seite legen, uns einen Kaffee gönnen und die Auswirkungen dieser Feststellung erst einmal sacken lassen. Immerhin hat uns diese Erklärung

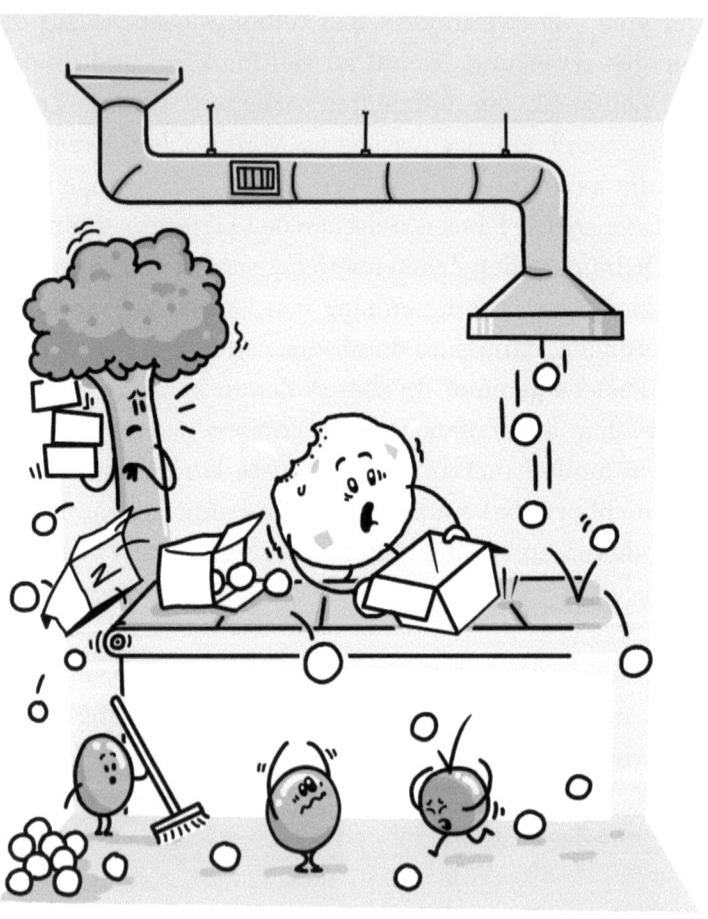

gerade die Frage beantwortet, wieso es für unseren Körper so ungemein wichtig ist Esspausen einzulegen (und die Zellen eben nicht ständig mit neuer Nahrung zu versorgen). Die menschlichen Zellen brauchen diese Esspausen, um die angefallenen Abfallstoffe in den Zellen zu entsorgen und langfristig gesund zu bleiben. Bekommen sie diese Pausenzeiten nicht, laufen sie Gefahr an einem Burn-Out aufgrund einer stetigen Überlastung zu erkranken.

Die Wissenschaft nennt diesen Vorgang des Recyclings „Autophagie". „Autóphagos" steht im Altgriechischen für „sich selbst verzehrend", der Prozess der Autophagie beschreibt somit den Selbstreinigungsprozess der Zellen. Die Zelle baut einzelne Bestandteile ab und verwertet sie anschließend wieder. Das kann von einzelnen Eiweißmolekülen (Proteinen) bis hin zu ganzen Zellorganellen reichen. Im Prinzip wird von der Zelle alles verwertet, wofür sie keine Energieverwendung vorsieht. Einzige Voraussetzung für diesen genialen Selbstsäuberungsakt ist eben, dass wir die Zellen auch aufräumen lassen und ihnen die dafür notwendige Zeit in Form von Fastenzeit einräumen.

Nun gewinnt die Zelle beim Fasten jedoch nicht nur Energie aus ihren eigenen Müllreserven, sondern verhindert zusätzlich auch das Aufkommen von Krankheiten verschiedener Art. Geordnete Verhältnisse in den Zellen verbessern nämlich das menschliche Immunsystem und machen es Bakterien, Viren oder

Krebserregern schwer sich in den Zellen „einzunisten". Fasten ist somit ein unglaublicher Gesundheits-Booster, deren detaillierte Auswirkungen wir im nächsten Kapitel noch genauer unter die Lupe nehmen werden.

Die bahnbrechende Entdeckung der Autophagie haben wir zu großen Teilen dem japanischen Zellforscher Yoshinori Ohsumi zu verdanken. Er ist bereits 1992 im Rahmen seiner mikroskopischen Forschungsarbeiten auf diesen Recyclingprozess der Zellen gestoßen. Doch es mussten 14 Jahre und unzählige weitere Forschungsprojekte ins Land ziehen, bevor Ohsumi im Jahr 2016 für seine wissenschaftlichen Dienste den Nobelpreis verliehen bekam.

Mit der besagten Auszeichnung gewann das gesamte Thema quasi über Nacht an medialem Interesse und die Wissenschaft forscht seither ebenfalls im großen Umfang an diesem vielversprechenden Phänomen.

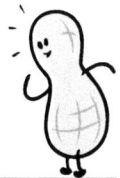

SHORT FACTS

Der „Selbstreinigungsprozess" der menschlichen Zelle während der Zeit des Fastens wird Autophagie genannt. In den Stunden des Nichtessens kann der Körper die Nebenprodukte in seinen Zellen verwerten, die während der Nahrungsaufnahme entstanden sind.

Fehlen den Zellen nun die Phasen des Nichtessens (Fastens), stehen sie vor einem Müllproblem und verlangsamen über kurz oder lang ihre Funktionstüchtigkeit bzw. sterben im Extremfall sogar ab. Längere Phasen des Fastens ermöglichen den Zellen für saubere Verhältnisse zu sorgen und zusätzlich gewinnt der Körper aus dem verwerteten „Müll" (Proteinen oder Zellorganellen) wertvolle Energie.

Für diese bahnbrechenden Erkenntnisse rund um die Autophagie erhielt der japanische Forscher Yoshinori Ohsumi im Jahr 2016 den Nobelpreis der Medizin verliehen.

Die positiven Auswirkungen des Intervallfastens auf den Körper

Jetzt, da wir wissen, was sich in der einzelnen Zelle während der Zeit des Fastens abspielt, interessieren uns im nächsten Schritt seine Auswirkungen auf das Immunsystem, die Muskeln, das Gehirn, das Körpergewicht und den Alterungsprozess – kurzum, auf unseren Körper. Der Körper ist bekanntlich ein komplexes Gesamtkonstrukt: Stoffwechsel, Hormonhaushalt und Herzkreislaufsystem sind vielschichtig und äußerst komplex miteinander verwoben und bis ins letzte Detail aufeinander abgestimmt. Logischerweise bedarf es deshalb einer sehr umfangreichen Forschungsarbeit, um die Erkenntnisse der Autophagie auf unseren Körper als Ganzes zu begreifen. In manchen Aspekten steckt die Forschung jedoch noch in den Kinderschuhen, zu jung ist das Forschungsthema an sich. Doch glücklicherweise verfügen wir bereits jetzt über eine Vielzahl an aussagekräftigen Studien an Mensch und Tier, um uns ein breites und wissenschaftlich fundiertes Bild zu machen. Die nächsten Jahre werden noch unzählige weitere Studien zu diesem Thema folgen. Die zu erwartenden

Forschungsergebnisse werden den jetzigen Wissensstand noch mit weiterem, interessanten Detailwissen füttern.

Wir werden nun die Effekte des Fastens durch die Brille der unterschiedlichen Gesundheitsaspekte betrachten. Sollte Sie bereits genügend positive Argumente für das Intervallfasten gesammelt und die Auswirkungen auf den Körper nicht mehr zur Fastenmotivation nötig haben, dann springen Sie ruhig weiter zum nächsten Kapitel. Dort warten konkrete Pläne zur Umsetzung des Intervallfastens mitsamt hilfreicher Tricks auf Sie.

Allen anderen Leserinnen und Lesern kann ich das nun folgende Fundament an Wissen zum Intervallfasten und seinen Auswirkungen auf den Körper nur wärmstens ans Herz legen. Diese Kenntnisse haben nicht nur mein Leben auf den Kopf gestellt, sie sind auch nach wie vor die tägliche Motivation, warum ich dem Intervallfasten konsequent nachgehe.

Das Körpergewicht: Meine Wunschfigur

Steigen wir mit dem Thema ein, das Sie wohl am meisten interessieren dürfte. Zumindest gehe ich davon aus, ohne Sie persönlich zu kennen, da immerhin jeder zweite Deutsche, Österreicher und Schweizer angibt in seinem Leben schon einmal eine Diät gemacht zu haben und die Befragten weitgehend die Gewichtsreduktion als Hauptmotiv nennen. Die Ergebnisse fallen in manchen

Befragungen sogar noch wesentlich eindeutiger aus, vor allem unter Frauen ist dieser Anteil noch deutlich höher. Warum sollte Ihnen nun ausgerechnet Intervallfasten bei der Gewichtsreduktion helfen, dieser spannenden Frage gehen wir nun auf den Grund.

Bis dato gab es wohl nur eine in Stein gemeißelte Grundregel zur Veränderung des Körpergewichts: Die Energiebilanz. Sie gibt an, ob der Körper im Laufe eines Tages mehr oder weniger Energie in Form von Nahrung zu sich nimmt, als er zur Aufrechterhaltung der Körperfunktionen und für seine geistigen und körperlichen Betätigungen im Alltag verbraucht. Ist diese Energiebilanz positiv, sprich, Sie nehmen weniger Energie in Form von Nahrung zu sich, als Ihr Körper verbraucht, werden Sie abnehmen. Ist das Verhältnis ausgewogen, halten Sie ihr Gewicht. Und gestaltet sich die Energiebilanz negativ, nehmen Sie zu. Soweit dürfte das nichts Neues für Sie sein. Immerhin ordnet sich beinahe jede angepriesene Diät dem kalorienbasierten Defizit unter. Im Sinne dieser Diät muss somit eine deutlich geringere Anzahl an Energie pro Tag aufgenommen werden, als der Kalorienrechner aufgrund des Geschlechts, des Alters, des Gewichts und der täglichen Arbeitsleistung vorgibt.

Das Problem mit dem kalorischen Defizit liegt jedoch im so gut bekannten JoJo-Effekt. Sie kennen diesen Effekt bestimmt - wenn nicht aus eigener Erfahrung, dann zumindest aus Erzählungen im Freundes- oder Bekanntenkreis. In diversen Befragungen geben durchschnittlich sechs von zehn Personen an, nach Beenden einer Diät den JoJo-Effekt erlebt zu haben. Voller Motivation reduziert der Abnehmwillige eine Zeit lang die Kalorienzufuhr, in der Hoffnung, auf diese Art sein Hüftgold los zu werden. Der Trugschluss dieses Vorhabens liegt jedoch in der einfachen Tatsache, dass mit sinkendem Gewicht auch der Kalorienbedarf stetig weniger wird. Die logische Konsequenz davon ist, dass die diätmotivierte Person mit jedem verlorenen Kilo auch weniger Essen zuführen dürfte, da der Gesamtenergiebedarf sinkt. Isst die disziplinierte Person nun am Ende der Diät wieder im selben Umfang wie vor der Diät, so nimmt sie aufgrund des gesunkenen Gesamtenergiebedarfs zu. Hinzu kommt die Tatsache, dass der Körper bei kalorienreduzierter Ernährung Muskelmasse abbaut. Der Körper bedient sich während der Diätzeit nicht nur der gewünschten Fettmasse, sondern gewinnt in großen Zügen aus den Muskeln seine zum Überleben notwendige Energie. Ein paar Wochen nach der beendeten Diät wiegen die Probanden aufgrund des JoJo-Effekts dann meist mehr wie vor der Diät und kämpfen noch dazu mit einem schlechteren Verhältnis von Körperfett zu Muskelmasse. Vom JoJo-Effekt verschont bleibt der Abnehmwillige in diesem Falle nur, wenn er auch nach der Diät seine Energiezufuhr reduziert hält und während der Diätzeit Sport zum Muskelaufbau betreibt.

Und als wäre das nicht schon ernüchternd genug, streut die Wissenschaft noch eine weitere Erkenntnis darüber: Eine im Jahr 2011 vorgestellte Studie zeigt, dass noch ein Jahr nach einer niedrig-energetischen Diät mit ca. 550 Kalorien pro Tag über den Zeitraum von 10 Wochen und einem mittleren Gewichtsverlust von 13,5 Kilogramm jene Hormone im Körper sich verändert haben, die den Appetit steigern und die Gewichtszunahme begünstigen. Ebenso blieb das Hungergefühl auch ein ganzes Jahr später noch aufgrund dieser 10-wöchigen kalorischen Diät deutlich stärker ausgeprägt. Es verwundert uns mit Blick auf diese Erkenntnisse also nicht, dass kaum jemand in der Lage ist seine Diäterfolge langfristig zu festigen. Blitzdiäten führen noch dazu zu einem enormen Wasserabbau im Körper, was den Körper auf den ersten Blick schlanker und die Waage gnädiger erscheinen lassen, sich auf Dauer jedoch ebenso wieder auf eine Norm einpendelt.

Erkenntnisse dieser Art sind zwar ernüchternd, doch sie helfen uns auch die Misserfolge von gescheiterten Diäten besser zu verstehen und die Gründe dafür nicht automatisch in der fehlenden Disziplin oder Motivation der Abnehmwilligen zu orten. Es gibt nämlich noch eine weitere wertvolle Erkenntnis, die uns die Wissenschaft in Bezug auf die Veränderung des Körpergewichts liefert: Wir Menschen besitzen sagenhafte 187 Mechanismen, die uns vor dem Verhungern schützen, wir besitzen jedoch keinen einzigen Mechanismus in unserem Körper, der uns vor Übergewicht schützt! Diese 187 Mechanismen haben unseren Vorfahren das Überleben gesichert, doch auf unsere heutigen Nahrungsüberflusszeiten ist der Körper einfach nicht vorbereitet. Und genau das ist auch der biologische Grund, den die Wissenschaft uns für die

Schwierigkeit des Abnehmens liefert. Auch wenn ich mich bemühe ein paar Kilogramm abzuspecken, wird sich der Körper nach meiner Diät mit Hilfe der 187 Mechanismen bemühen einige Fettreserven für spätere Hunger-oder Diätzeiten zu sammeln. Unser Körper wartet hingegen mit keinem einzigen Mechanismus auf, der uns bei der Gewichtsabnahme hilft. Diese „Sorge" des Abnehmens ist unserem Körper evolutionsbedingt unbekannt, für ihn war Jahrtausende lang nur ein Nahrungsdefizit bedrohlich, nicht aber Gegenteiliges.

Glücklicherweise lässt uns die Wissenschaft mit dieser Erkenntnis nicht alleine im Regen stehen, sondern liefert konkrete Vorschläge, wie das Abnehmen auch langfristig erfolgsversprechend aussehen kann. An dieser Stelle kommt das Intervallfasten wieder ins Spiel. Im Gegensatz zur unumgänglichen Abwärtsspirale der Diäten in Zusammenhang mit der Kalorienreduktion hat das Intervallfasten einen großen, entscheidenden Vorteil: Der Körper greift in Zeiten des Fastens nicht auf Muskelmasse zurück, um an die notwendige Energie zu kommen. Nein, er säubert stattdessen seine Zellen und gewinnt aus den dort abgelagerten Eiweißmolekülen die notwendige Energie. Dieses Phänomen des Recyclings aus der eigenen Zelle ist schlicht und einfach genial. Der Körper greift in den Fastenphasen auf die körpereigenen Eiweißmoleküle als Energielieferant zurück und muss deshalb nicht die wertvolle Muskelmasse abbauen. Dies bringt den Vorteil mit sich, dass der Muskelanteil nach Beenden des Intervallfastens noch immer unverändert groß bleibt und der gefürchtete JoJo-Effekt ausbleibt. Wir erinnern uns, dass abgebaute Muskeln den Grundbedarf des Körpers reduzieren und dadurch beim Zuführen der gleichen Energie wie vor der Diät automatisch eine Gewichtszunahme verursacht.

Ergänzt gehört diese Erkenntnis noch durch den kleinen, nicht unwesentlichen Punkt, dass der Körper beim Intervallfasten seine Energie nicht nur aus den körpereigenen Müllprodukten in den Zellen, sondern auch aus dem für uns so überschüssigen Fettgewebe gewinnt. Beim Intervallfasten wird somit genau an den für das Abnehmen wichtigen Stellschrauben gedreht: Die Muskelmasse wird nicht angerührt, das Fettgewebe wird langsam abgebaut und zusätzlich wird der Müll in Form von überschüssigen Proteinen in den einzelnen Zellen als Energiequelle hergenommen und die Zelle somit sauber gehalten.

Im Detail möchte ich Ihnen nun vier Werte vorstellen, die sich beim Intervallfasten im Körper verändern und die Gewichtsreduktion begünstigen.

Die Ketonkörper
Ein hoher Spiegel an Ketonkörpern bringt eine effektive Fettverbrennung ohne Veränderung der Muskelmasse mit sich. Diese Voraussetzungen sind erwünscht, wenn Personen abnehmen wollen. Zu einem Anstieg der Ketonkörper kommt es im Körper, wenn Fett und nicht Glukose – also Blutzucker – als Energielieferant

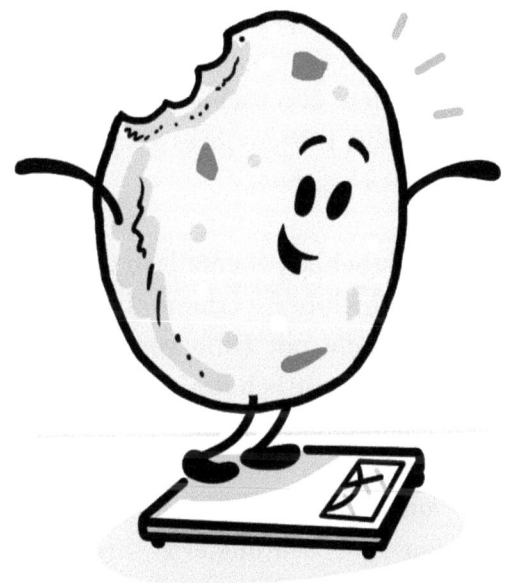

hergenommen wird. Beim Intervallfasten tritt durch die Esspausen genau dieser Effekt vermehrt ein, weshalb in Studien der Anstieg von Keton beim Intervallfasten nachgewiesen werden konnte. Eine solche Studie liegt uns beispielsweise aus Amerika vor: Bei den Probanden wurde nach drei Wochen Intervallfasten ein Anstieg der Fettverbrennung von 64 Gramm auf 101 Gramm pro Tag festgestellt, während die Energiebereitstellung durch Glukose von täglichen 175 Gramm auf 81 Gramm innerhalb von 24 Stunden sank. Diese Ergebnisse implizieren einen Anstieg der Ketonkörper und somit begünstigte Voraussetzungen zum Fettabbau. Und in Wahrheit haben die Teilnehmer auch durchschnittlich 2,5 Prozent des Körpergewichts und 4 Prozent ihres Körperfetts verloren - ein beachtenswertes Ergebnis.

Eine weitere Studie schlägt ebenfalls in die gleiche Kerbe: Stark adipöse Teilnehmer verloren in einer ebenfalls amerikanischen Studie mit Hilfe von Intervallfasten in acht Wochen durchschnittlich fünf Kilo Körperfett, wobei sich bei den Teilnehmern keine Veränderung in der Muskelmasse feststellen ließ. Ein Ergebnis, das den Probanden einen verringerten Hüftumfang von beachtenswerten 7 Zentimetern und die besten Aussichten, vom JoJo-Effekt verschont zu bleiben, mit sich brachte. Auch bei dieser Studie erklärt sich die Wissenschaft den erfolgreichen Gewichtsverlust durch den gesteigerten Ketonspiegel, der im Blut der Probanden nach Fastenende festgestellt wurde, und die damit verbundene effektivere Fettverbrennung.

Das Wachstumshormon HGH

Dieses Hormon ist in unserem Körper unter anderem für den Muskelerhalt und das Muskelwachstum sowie eine höhere Fettverbrennung verantwortlich. Wie auch die Ketonkörper begünstigt ein höherer HGH-Wert die Gewichtsreduktion, ohne wertvolle Muskelmasse abzubauen. Eine Studie von einem Ärzteteam aus Utah, das 24 Stunden auf die vollständige Zufuhr von Kalorien verzichtet hat, spricht im Zusammenhang von Esspausen und HGH-Werten eine klare Sprache: Bei den Frauen wurde nach Ende der 24-Stunden-Fastenzeit ein um das Dreizehnfache erhöhter HGH-Wert wie zu Beginn der Fastenzeit festgestellt, bei den Männern sogar ein um den Faktor 20 erhöhter Wert. Diese Studie zeigt klar, wie Fasten den HGH-Wert im Menschen erhöhen und somit den Muskelerhalt bzw. Fettabbau vorantreiben kann.

Der Insulinspiegel

Auch das Hormon Insulin hat Auswirkungen auf unser Körpergewicht. Insulin reguliert den Blutzucker in unserem Blut und ist für die Verwertung des Zuckers und aller weiterer Nährstoffe aus der Nahrung zuständig. Ist aufgrund der ständigen Nahrungszufuhr der Zuckerspiegel in unserem Blut ständig erhöht, gibt der Insulinspiegel rund um die Uhr das Signal von sich, ausreichend mit Energie von außen versorgt zu werden. Die eigenen Energiereserven müssen deshalb aufgrund ständiger Zuckerversorgung von außen nicht angezapft werden. Die logische Folge davon ist das Ausbleiben der Autophagie aufgrund der ständig zugeführten neuen

Nahrung und des damit verbundenen hohen Insulinspiegels. Eine „Übermüllung" der einzelnen Zellen mit all ihren negativen Auswirkungen auf die Gesundheit ist die unumgängliche Folge. Indem mehrere Stunden auf die Nahrungszufuhr verzichtet wird, baut der Körper den überschüssigen Blutzucker hingegen ab, sein Insulinspiegel sinkt und die körpereigene Energiebereitstellung durch den Prozess der Autophagie wird aktiviert.

Regelmäßige Fastenzeiten sind somit für die Anpassung des Insulinspiegels notwendig, damit der Körper sich nicht nur auf die bequeme Variante am „Fast Food" des Blutzuckers bereichert, sondern seine zelleigenen Eiweiß- und Fettreserven zur Energiebereitstellung nutzt. Nur mit einem intakten Insulinspiegel kann Fett abgebaut und der Wunsch der Traumfigur langfristig wahr werden.

Ein beschleunigter Stoffwechsel

Und zu guter Letzt kommen wir noch einem Argument entgegen, das dem Intervallfasten aus allen Windrichtungen entgegenschlägt. Egal wem Sie diese neue Art der Ernährungsweise vorstellen, mit großer Wahrscheinlichkeit werden Ihre Gesprächspartner negative Auswirkungen auf den Stoffwechsel befürchten. Doch auch dieses Argument können Sie mit Studienergebnissen entkräften: Erstaunlicherweise tritt das gefürchtete Absinken des Stoffwechsels beim intermittierenden Fastens nämlich nicht ein, sogar das Gegenteil ist der Fall! Wissenschaftler erklären sich den

Anstieg des Stoffwechsels mit dem Anstieg des Hormons Noradrenalin, welches das Herzkreislaufsystem anregt.

So kam eine Studie mit normalgewichtigen Personen zu dem Ergebnis, dass sich der Stoffwechsel nach drei Tagen durchgängigen Fastens um fast 15 Prozent erhöhte - das ist ein beachtenswertes Ergebnis. Nach den drei Tagen verlor sich der Effekt jedoch und der Körper schaltete tatsächlich seinen Stoffwechsel auf Sparflamme zurück.

Ich persönlich halte nicht viel von Fastenperioden über 36 Stunden, weshalb ich das Ergebnis nach den 36 Stunden getrost ignoriere – ich finde solch lange Fastenzeiten sozial viel zu umständlich und für den Körper zu anstrengend. Vielmehr fasziniert die generelle Erkenntnis, dass kurze Zeiten des Nahrungsverzichts den Stoffwechsel stark anregen.

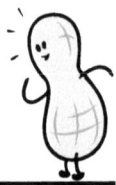

SHORT FACTS

Es gibt verschiedene Gründe, wieso Intervallfasten bei der Gewichtsreduktion hilft und kalorienreduzierte Diäten meist keine Langzeiterfolge mit sich bringen:

1. Bei kalorienreduzierten Diäten wird Muskelmasse abgebaut, was in Kombination mit den verlorenen Kilos den täglichen Grundbedarf an Energie sinken lässt. Die Folge ist der gefürchtete JoJo-Effekt.

2. Beim Intervallfasten greift der Körper nicht auf Muskeln als Energielieferant zurück, sondern bedient sich in erster Linie des abgelagerten „Mülls" in den Zellen.

3. Intermittierendes Fasten steigert den Ketonspiegel und verbessert die Werte des HGH-Hormons, die sich positiv den Fettabbau auswirken.

4. Der Insulinspiegel wird beim Fasten reguliert. Ein hoher Insulinspiegel ist Ursache für viele Krankheitsbilder und ein gravierender Hemmer für die Autophagie (körpereigener Selbstreinigungsprozess in den Zellen).

5. Fastenzeiten bis zu 36 Stunden beschleunigen den Stoffwechsel und helfen somit bei der Gewichtsreduktion

Der Alterungsprozess: Anti-Aging

Neben der Gewichtsreduktion wird dem Intervallfasten auch ein „Jungbrunnen-Effekt" nachgesagt, der lebensverlängernd wirkt und die Fastenden jünger und vitaler aussehen lassen soll. Was steckt hinter den so wohlklingenden Aussichten?

Die Wissenschaft kann mit unzähligen Studien belegen, dass sowohl Fasten als auch eine permanente Reduktion der Kalorien zu einer Erhöhung der Lebenserwartung führen. Zwar stammt ein Großteil dieser Erkenntnisse aus Studien an Tieren, doch auch erste Humanstudien unterstützen diese These. Soweit dürfte uns dies nicht weiter verwundern, immerhin ist der gesellschaftliche Konsens zu den negativen Folgen von Übergewicht allseits bekannt. Schlanke erfüllen eben nicht nur das gesellschaftliche Schönheitsideal, sondern können auch mit einer längeren Lebenserwartung rechnen. Wie gesagt, bis zu diesem Punkt ist sich die Medien- und Ernährungswelt schon seit vielen Jahren einig. Was jedoch interessanter wie die quantitative Verlängerung der Lebensdauer ist, ist die gesunde Lebensspanne des Menschen. Die Frage nach der gesunden und kranken Phase im Laufe des Lebensverlaufs ist mitunter folgeschwerer, als die pure Aussicht auf ein paar zusätzliche Lebensjahre.

Diesen Faktor scheint das Fasten jedenfalls positiv zu beeinflussen. Das intermittierende Fasten führt nämlich nachweislich zum Schutz des Nervensystems, zum Schutz der Zellmembranen und zum Schutz der DNA (sprich, des Erbguts). Infolgedessen wird der natürliche Alterungsprozess maßgeblich verlangsamt und die Gefahr der Entstehung degenerativer Erkrankungen des Nervensystems wie Alzheimer und Morbus Parkinson wird deutlich reduziert.

Doch bevor Sie jetzt in Jubelschreie ausbrechen, sei noch ein Gedanke meinerseits hinzugefügt. Der Prozess des Älterwerdens ist von vielen verschiedenen Faktoren abhängig, nicht nur von einem für sich alleinstehenden Faktor. Fasten scheint den jüngsten Studienergebnissen zufolge die gesunden Lebensjahre zwar eindeutig positiv zu beeinflussen, es gibt jedoch noch unzählige weitere Faktoren, die Auswirkungen auf den Alterungsprozess des Menschen haben. Monokausale Antworten reichen hier meist zu kurz, und dennoch sind die Forschungsergebnisse in diesem Bereich bis dato sehr vielversprechend.

An der Universität Graz haben Wissenschaftler um Professor Frank Madeo beispielsweise herausgefunden, dass auch die körpereigene Substanz „Spermidin" ein Jungbrunnen für den Körper darstellen kann. Spermidin stimuliert nämlich den Recyclingprozess in den menschlichen Zellen und hat dadurch nachweislich positive Auswirkungen auf die Lebenserwartung, Erinnerungsleistung des Gehirns und die Hemmung von Tumorwachstum im Alter. Spermidin findet sich in hoher Konzentration in der Samenflüssigkeit und der Darmflora des Menschen und wurde auch in Lebensmitteln wie Weizenkeimen, Shiitake-Pilzen, grünen Erbsen oder Grapefruits hochdosiert entdeckt. Für den Alterungsprozess bedeutet dies nun, dass die positiven Auswirkungen der Autophagie nicht nur durch Intervallfasten, sondern auch durch körpereigene Substanzen oder Lebensmittel aktiviert werden können.

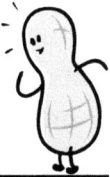

SHORT FACTS

Intermittierendes Fasten führt zum Schutz des Nervensystems, der Zellmembranen, der DNA und verlangsamt somit maßgeblich den natürlichen Alterungsprozess.

Die Gefahr der Erkrankung an Alzheimer und Morbus Parkinson wird durch das Intervallfasten reduziert.

Der Prozess der Autophagie und somit der „Anti-Aging-Effekt" kann nicht nur durch Fasten, sondern auch durch organische Substanzen wie Spermidin aktiviert werden - auch dadurch wird der „Anti-Aging-Effekt" ausgelöst.

Das Immunsystem: Resistenter gegen Krankheitserreger

Dem Fasten wird allgemein eine Art „Reset" zugesprochen. Eine Zeit des Nahrungsverzichts oder zumindest der Essreduktion soll den Blutzucker und Cholesterinwert senken und die Darmflora von Zellrückständen befreien. Und es hält sich hartnäckig die Vermutung, dass unser Immunsystem direkt mit einer gesunden Darmflora zusammenhängt. Dabei ist ganz oft von Heilfasten oder Entschlackung und Entgiftung die Rede, gegen dessen Wortverwendung sich die Medizin jedoch an jeder erdenklichen Stelle versucht zu wehren. Für das Entschlacken gibt es sehr viele Vorstellungen, eine davon ist beispielsweise das Entleeren des Darms.

Die Wissenschaft weiß heute jedoch, dass diese Entleerung nicht unbedingt notwendig ist. Zumindest besagen das die Forschungen um den Klinikleiter Thomas Pieber von der Medizinischen Universität Graz. Was jedoch sehr wohl zu einer Entschlackung und einer körperlichen Regeneration führt, ist der Prozess der Zellentschlackung.

Die Autophagie, also die Entschlackung der Zelle, ist für das Immunsystem ungemein hilfreich. Sie hilft den einzelnen Zellen zu einer größeren Resistenz gegenüber möglichen Eindringlingen in Form von Krankheitserregern. Funktioniert die Müllentsorgung in den Zellen reibungslos, so treffen diese Erreger auf keinen fruchtbaren Nährboden und haben weniger Chance sich auszubreiten. In einer sauberen und aufgeräumten (Zell-) Fabrik haben Krankheiten eine viel geringere Chance sich zu verbreiten.

Eine klinische Studie an Krebspatienten, deren Immunsystem durch Strahlentherapien und Antikrebs-Medikamenten oft geschwächt wird, zeigt nach längeren Perioden des Essverzichts einige positive Auswirkungen auf die Regeneration des Immunsystems. Die weißen Blutkörperchen, die sogenannten Leukozyten, werden durch Fastenperioden vermehrt produziert und es kommt zur häufigeren Bildung dieser wichtigen Blutkörperchen. Sie sind es, die als Wächter des Immunsystems die Aufgabe haben Tumorzellen und andere „gesundheitlichen Bedrohungen" zu bekämpfen. Durch Fasten kann somit der Tumorbildung präventiv entgegengesteuert werden.

Interessant ist auch eine Studie der Universität Texas, bei der Forscher die Entwicklung und das Wachstum von Kinderleukämie durch Intervallfasten erforscht haben. Das Ergebnis zeigt, dass die Krebszellen sich bei einer bestimmten Art von Leukämie nach sieben Wochen Intervallfasten wieder in gesunde Zellen verwandelten. Der untersuchende Professor Chengcheng Zhang sieht dadurch die positiven Auswirkungen des Fastens auf das Immunsystem eindeutig wissenschaftlich bestätigt.

Vielleicht ist an dieser Stelle noch wichtig zu erwähnen, dass keine Ernährungsumstellung eine medizinische Krebstherapie ersetzen soll. Dies ist auch gar nicht die

Absicht der angeführten Studien, vielmehr kann eine unterstützende Ernährung während einer Krankheitsphase das Immunsystem stärken und den Regenerationsprozess positiv beeinflussen - oder noch besser, die Krankheit vorab schon an ihrem Ausbruch hindern.

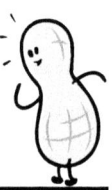

SHORT FACTS

Eine Entschlackung des Darms ist aus wissenschaftlicher Sicht nicht notwendig, viel mehr führt die Entschlackung der Zellen (Autophagie) zur Stärkung des Immunsystems.

Fastenperioden aktivieren die weißen Blutkörperchen, die als „Wächter des Immunsystems" gelten.

Intermittierendes Fasten kann den Heilungsprozess spezieller Krebsarten unterstützen bzw. vorbeugend gegen die Tumorbildung wirken.

Das Gehirn: Glücksgefühle am laufenden Band

Fastende berichten immer wieder von ihren subjektiven Glücksempfindungen während der Zeit des Nahrungsverzichts. Ist an dieser subjektiven Empfindung wissenschaftlich etwas dran? Das ist eine spannende und in Sachen Durchhaltemotivation wichtige Frage, wie ich finde. Es ist in der Tat so, dass der Organismus bei strenger Kalorienreduktion zusätzlich Hormone ausschüttet, die Glücksgefühle und eine Art Trance in unserem Gehirn auslösen. Evolutionsbiologisch lässt sich dieses Phänomen am besten damit erklären, dass es früher überlebensnotwendig war, auch nach Tagen des dürftigen Nahrungsangebots und dem damit verbundenen Hunger nicht in eine antriebslose Depression zu verfallen. Wäre die Stimmung bereits nach wenigen Hungertagen gekippt, hätte sich der Mensch nur mehr schwer aufraffen können, um eine Nahrungsquelle zu suchen und wäre langfristig wohl dem Hungertod erlegen. Der Körper schüttet als Gegenreaktion in diesen Zeiten des Nichtessens Hormone aus, die eine geistige Trance verursachen.

Auch aus religiösen Berichten sind solche Gefühle des Glücks und Optimismus in der Zeit des Fastens schon viele Jahrhunderte lang bekannt.

In unserem Gehirn passiert während des Fastens noch etwas ganz anderes. Der Körper hat nach einer Zeit des Fastens einen erhöhten Ketonspiegel. Diese Auswirkung haben wir früher bereits mit Blick auf den Wunsch der

Gewichtsreduktion kennengelernt. Die Ketonkörper helfen uns jedoch nicht nur beim Abbau von Körperfett, sondern schützen uns auch vor Erkrankungen des Gehirns. Keton hemmt Gehirnerkrankungen wie Alzheimer, Parkinson oder Epilepsie und birgt somit positive Auswirkungen auf unsere Gesundheit. In einer Studie an Labormäusen, die auf einen wechselnden Fastenzyklus gesetzt wurden, konnte gegenüber der Kontrollgruppe eine Verdoppelung der Menge an Ketonkörper gemessen werden. Bei jenen Mäusen, die einer einfachen Diät ausgesetzt wurden, lagt der Ketonspiegel jedoch unter dem Ausgangspunkt. Eine Erkenntnis, die dem Intervallfasten einen weiteren positiven Aspekt – diesmal auf das Gehirn - attestiert.

SHORT FACTS

Während dem Fasten werden Hormone ausgeschüttet, die subjektiv als Glücksgefühle beschrieben werden. Sie führen zur aufgehellten, optimistischen Stimmung während des Essensverzichts.

Eine Erhöhung der Ketonkörper während des Intervallfastens kann vor Gehirnerkrankungen wie Alzheimer, Parkinson oder Epilepsie schützen.

Die Fülle an Auswirkungen auf unseren Körper sind enorm, da habe ich Ihnen zu Beginn wohl nicht zu viel versprochen. Die auf den letzten Seiten angeführten Fakten sind auch nur ein Auszug der vorliegenden Studien und die wissenschaftlichen Erkenntnisse zu diesem faszinierenden Thema werden sogar täglich mehr. Ich hoffe dennoch, dass Ihnen die wichtigsten Auswirkungen hängen geblieben sind und möchte Ihnen nun abschließend noch eine passende Zusammenfassung in den Worten von Samira Eshghinia und Fatemeh Mohammadzadeh mit auf den Weg geben. Ich finde die von ihnen gewählten Worte bringen die Vorzüge dieser Ernährungsweise sehr treffend auf den Punkt: „Beim Intervallfasten handelt es sich um eine valide Option zur Gewichtsreduktion bei gleichzeitiger Reduktion gesundheitlicher Risikofaktoren!"

Und mit diesem Gedankengang machen wir uns nun auf den Weg, die gewonnenen Erkenntnisse auf Ihre Praxistauglichkeit hin zu überprüfen. Es warten jede Menge verschiedener Möglichkeiten, Anwendungstipps und Tricks darauf, das theoretisch gewonnene Wissen nun - hoffentlich voller Motivation - in die Praxis umzusetzen.

Ihr Weg zum Intervallfasten

„In der einen Hälfte unseres Lebens
opfern wir die Gesundheit, um Geld zu erwerben.
In der anderen opfern wir Geld,
um die Gesundheit wieder zu erlangen.
Und während dieser Zeit gehen Gesundheit
und Leben von dannen."
VOLTAIRE

Mit der pointierten Aussage des französischen Schriftstellers Voltaire und der Fülle an positiven Aspekten aus dem vorangegangenen Kapitel gehen wir nun das Intervallfasten in der Praxis an. Hoffentlich sind Sie ähnlich motiviert diese Art des Fastens auszuprobieren, wie ich es nach meiner wochenlangen Phase des Einlesens war. Damals erkannte ich Schritt für Schritt die genialen Zusammenhänge des Intervallfastens und wollte die positiven Auswirkungen schlussendlich unbedingt am eigenen Körper erproben. Sollten Sie derzeit noch Zweifel plagen, ob so ein Verzicht überhaupt das Richtige für Sie sein kann, oder, ob sich die Fastenperioden mit Ihrem stressigen Alltag vereinbaren lassen, dann seien Sie beruhigt: Es wird Ihnen gelingen! Natürlich nicht ganz ohne Motivation und Disziplin, doch nach ein paar Tagen der Eingewöhnung wird Ihnen das Fasten jeden Tag leichter fallen. In kleinen Schritten gewöhnt sich der Stoffwechsel an Ihre neue Esssituation und erleichtert Ihnen den neuen Ess-Fast-Rhythmus. Und auch der Kopf wird sich mental nach ein paar Eingewöhnungstagen auf die neue Situation einstellen. Ich spreche aus eigener Erfahrung, auch wenn ich Ihre derzeit wahrscheinlich noch vorhandenen Zweifel an der Alltagstauglichkeit nachvollziehen kann.

Einen hilfreichen Tipp möchte ich Ihnen gleich zum Einstieg mit auf den Weg geben: Verlangen Sie von Ihrem Körper nicht gleich zu Beginn eine extreme Fastenperiode von beispielsweise 24 Stunden durchzuhalten! Damit wird Ihnen wahrscheinlich kein positives Fastenerlebnis widerfahren und Ihre Motivation für eine Wiederholung dieses Experiments wird aufgrund der nicht sonderlich positiven Gedanken an das Ersterlebnis nicht hoch ausfallen.

Das Fasten können Sie sich am besten wie eine Art Marathonvorbereitung vorstellen. Durch stetiges Training mit leichten Steigerungen schaffen Sie es mit der Zeit Ihre Laufleistung zu verbessern und eines Tages einen ganzen Marathon zu bestreiten. Es ist weder für den Körper gesund noch werden es die mentalen Voraussetzungen der meisten Menschen erlauben, von heute auf morgen die gut 42 Kilometer aus dem Stand zu laufen. Genauso verhält es sich mit dem Fasten. Es ist nicht ratsam den Sprung ins kalte Wasser zu wagen und gleich zu Beginn den Körper auf ein oder gar zwei gesamte Tage des Essensverzichts zu setzen. Wie es stattdessen besser gelingt, einen sanften Einstieg zu finden, werden wir uns nun genauer anschauen.

An dieser Stelle tauchen wir in die Vorbereitungsphase des Fastens ein, in dem wir den Körper auf die bevorstehende Essensumstellung einstimmen. Wir lernen die wichtigsten Eckpunkte zum Fastenstart kennen und schauen uns hilfreiche Tipps an.

Fastenstart: Es geht los ...

Jeder Körper besteht aus einer Unzahl an Fettzellen, mit denen er locker ein paar Tage oder sogar Wochen Energie zur Aufrechterhaltung der körperlichen und geistigen Tätigkeiten bereitstellen kann. Diese Tatsache hängt auch gar nicht unmittelbar mit der physischen Konstellation des einzelnen Menschen zusammen, auch schlanke Menschen besitzen einen großen Anteil an Fettzellen in ihrem Körper. Die große Menge an körpereigenen Fettzellen ermöglicht es uns ohne regelmäßige Nahrungszufuhr leistungsfähig zu bleiben und nicht eines plötzlichen Hungertodes zu sterben. Ohne Flüssigkeit stirbt der Mensch bereits nach einigen Tagen, ohne Nahrungsaufnahme hingegen hält er viele Wochen durch. Die gute Nachricht ist an dieser Stelle wohl, dass unser Körper kein Auto ist, das sich ohne Treibstoff nicht mehr fahren lässt. Vielmehr kann sich der menschliche Körper dank der Fettreserven sehr gut selbst versorgen. Oder besser gesagt, er könnte sich sehr gut selbst versorgen. Unser moderner Körper hat diese Selbstversorgung aus den Fettreserven heraus nämlich verlernt, wir müssen ihm diese Fähigkeit quasi wieder neu beibringen, und wie dies nun einmal mit jeder neu erlernten Fähigkeit ist, bringt auch beim Fasten das tägliche Training die besten Fortschritte.

Sollten Sie zu den Menschen zählen, die bei Veränderungen eher den Sprung ins kalte Wasser bevorzugen, dann rede ich Ihnen dies an dieser Stelle erst gar nicht aus. Es gibt Menschen, die sich lieber erst selber beweisen möchten, dass ihr Körper auch tatsächlich 24 Stunden ohne Nahrung auskommt und sie die Willenskraft aufbringen diese Zeit auch wirklich durchzustehen. Auch diese Variante ist zum Fasteneinstieg legitim, die Entscheidung liegt einzig und allein bei Ihnen. Im Falle des krassen Fasteneinstiegs können Sie entweder am Vorabend die letzte große Mahlzeit zu sich nehmen und anschließend 24 Stunden auf eine weitere Nahrungszufuhr verzichten, oder nach einem ausgiebigen Frühstück eine 24-stündige Zeit des Nichtessens starten - bis Sie am nächsten Tag mit dem Frühstück diese Phase wieder beenden.

Egal für welche Zeitvariante Sie sich entscheiden, wählen Sie besser einen Wochentag aus, an dem Sie nicht höchstkonzentriert Leistung erbringen müssen und dennoch ein wenig körperliche Bewegung einplanen. Mein persönlicher Tipp ist, einen Sonntag zu wählen, den Sie dann mit Ihrer Familie bei einem langen Aufenthalt in der Natur verbringen. Sie werden sehen, dass mit einem abwechslungsreichen Programm keine Langeweile aufkommt und das Hungergefühl besser erträglich sein wird. Ich persönlich lege Ihnen jedoch die sanfte Variante zum Einstieg in den Fastenalltag ans Herz. Für mich war der Einstieg vor einem Jahr dadurch halb so dramatisch, wie ich es erwartet hatte, und auch bei Bekannten in meinem persönlichen Umfeld konnte ich dabei die besten Ergebnisse beobachten.

Zu Beginn schlage ich Ihnen vor, die Zeit zwischen dem Abendessen und Frühstück Schritt für Schritt zu verlängern. Da der durchschnittliche Mensch circa sieben Stunden Nachtruhe hält, sind es beispielsweise beim Verfolgen des 16/8-Rhythmus nur mehr neun Stunden, die der Durchschnittsmensch im wachen Zustand auf die Nahrungszufuhrt verzichten „muss". Mit Hilfe der nächtlichen Schlafstunden ist das Erreichen von 16 Fastenstunden somit gar nicht so schwer, wie es auf den ersten Blick erscheinen mag. Versuchen Sie einfach das Abendessen etwas früher anzusetzen und/oder das Frühstück etwas später einzunehmen und schon kommen Sie dem Fastenziel näher.

Dieses Vorhaben bringt mit sich, dass es nach dem Abendessen keine Snacks mehr für Sie geben wird. Okay, dieser Teil fordert Ihnen wahrscheinlich zu Beginn am meisten Disziplin ab, doch mit der Zeit wird Ihnen auch dabei nichts mehr auffallen. Ich selbst habe bei meinem Erstversuch vor 18:00 Uhr zu Abend gegessen und in der Früh um 8:00 Uhr gefrühstückt. Für mich bedeuteten dies somit 14 Fastenstunden, und es fühlte sich nicht wirklich nach „fasten" an. Immerhin konnte ich ja davor und danach alles und vor allem auch soviel essen, wie ich wollte. Einzig das Weglassen der kleinen Snacks am Abend erforderten meine anfängliche Disziplin, doch glücklicherweise war meine Motivation groß genug, mich der abendlichen Snackversuchung zu entziehen.

Nach einer Woche habe ich meine Frühstückszeit auf 9:00 Uhr und nach ein paar weiteren Tagen sogar auf 10:00 Uhr zurückverlegt. Somit hatte ich innerhalb von circa 10 Tagen mein Ziel von täglich 16 Fastenstunden ohne große Anstrengung erreicht. Wie gesagt, ich konnte in der Zwischenzeit, sprich von 10:00 Uhr morgens bis 18:00 Uhr abends soviel und sooft essen wie es mir lieb war. Da war der Verzicht in den einzelnen Abend- und Morgenstunden immer nur auf kurze Zeit begrenzt und schon wieder vorbei, bevor ich das ganze Experiment in Frage und in Folge dessen auch über den Haufen werfen wollte.

Wichtig ist, dass Sie nicht auf einen Schlag versuchen Ihren gesamten Lebensstil zu verändern. Starten Sie einfach mit dem langsamen Ausweiten Ihrer Gewohnheiten. Es ist auch Ihnen selbst überlassen, wie Sie die Fastenzeiten in Ihren Alltag einbauen. Meine Empfehlung an Sie ist ein mittelfristiges Fastenziel von 16 Stunden zu verfolgen, ob Sie dieses nun mit einem früheren Abendessen und einem späteren Frühstück oder lieber mit dem kompletten Weglassen des Frühstücks erreichen, ist Ihnen und Ihren Vorlieben überlassen. Den einzigen hilfreichen Tipp, den ich Ihnen diesbezüglich geben möchte, ist, dass Sie versuchen einen konstanten Rhythmus zu entwickeln. Gewohnheiten machen es Ihnen und Ihrem Körper einfacher, sich mittel- und langfristig an die neue Situation zu gewöhnen und nicht bei der ersten Anstrengung wieder zurück in den alten Rhythmus zu fallen und das Konzept über Bord zu werfen.

Ein weiterer wichtiger Punkt, den es besonders zu Fastenbeginn zu beachten gilt, ist das regelmäßige und ausgiebige Trinken als Unterstützung zum Fastenprozess. Versuchen Sie viel Wasser oder ungesüßte Tees zu trinken, besonders in den Stunden des Nahrungsverzichts. Sie werden merken, dass oft auch ein Glas Wasser den „Appetit" verschwinden lassen kann und Hunger oft mit Durst verwechselt wird.

Ein hilfreicher Tipp, der mir zu Beginn das Intervallfasten erleichtert hat, war das morgendliche Trinken von Kaffee. Beim Intervallfasten ist das Trinken von Kaffee durchaus erlaubt und hat einzelnen Studien zufolge sogar einen positiven Effekt auf die Autophagie. Wichtig ist nur, den Kaffee ungesüßt und ohne Milch zu sich zu nehmen. Ich persönlich nehme am Morgen eine Tasse schwarzen Kaffee und jede Menge Wasser oder Tee zu mir und halte somit locker ein paar Stunden bis zum Frühstück am späten Vormittag durch. Kaffee zügelt auch für ein paar Stunden den Hunger, weshalb ich diesen Effekt bei meinem Frühstückskaffee noch doppelt befürworte.

Abseits von Wasser, ungesüßtem Tee und Kaffee ist während der Zeit des Fastens jedoch keine zusätzliche Nahrungs- oder Getränkezufuhr erwünscht. Das beinhaltet auch Bonbons, Kaugummis oder Light-Getränke. Alle Lebensmittel und Getränke mit einem Energiegehalt, sprich mit Kalorien, sind in der Zeit des Fastens Tabu. Hier haben wir nun auch den Grund geliefert bekommen, wieso während der Fastenzeit Milch und Zucker nicht in den Kaffee gehören. Die Zufuhr von Kalorien, in diesem Falle in Form von Zucker oder Milch, stoppt die körpereigene Autophagie und unterbricht die Entschlackungsarbeit der Zellen.

Idealerweise unterstützen Sie die Anfänge des Intervallfastens noch mit moderater Bewegung. Ein angeregter Kreislauf unterstützt nämlich zusätzlich noch den Prozess der Autophagie und wird Sie vom anfänglichen Hungergefühl ablenken. Auch dieser Tipp hat mir beim Fasteneinstieg sehr geholfen.

Doch, abseits dieser ersten Starthilfen gibt es beim Intervallfasten keine zusätzlichen Einschränkungen zu beachten. Die Wissenschaftler der Universität Graz empfehlen sogar dezidiert, sich zu Beginn nur auf das Fastenfenster zu fokussieren und keine weiteren

Einschränkungen umzusetzen. Zu Beginn soll den Forschern zufolge nicht auf die Art des eingenommenen Essens geachtet werden, sondern nur auf das Einhalten des Zeitfensters. Erst wenn diese Einhaltung leichtfällt, kann auch an den Schrauben der „richtigen Nahrungszufuhr" gewerkelt und Essensoptimierungen vorgenommen werden.

Grundsätzlich soll das Fasten jederzeit flexibel gestaltet werden dürfen und Essenseinladungen gerne angenommen werden. Fallen diese Einladungen in die Zeit des Fastens hinein, kann der Zeitraum der Nahrungsaufnahme ausnahmsweise nach hinten verschoben werden. Dadurch lässt sich das Fasten gut in den Alltag integrieren und hat die besten Chancen lange Zeit ohne Einbußen der Lebensqualität angewendet zu werden.

Kurze Fastenzeiten bringen den großen Vorteil mit sich, dass nach dem Essensverzicht von beispielsweise 16 Stunden jedes Gericht sagenhaft lecker schmeckt. Erinnern Sie sich nur daran, wie gut das Essen nach einem Schwimmbadbesuch oder Wandertag geschmeckt hat. Appetit ist eben nicht gleich Hunger, und mit einem richtigen Hungergefühl nach der Fastenzeit schmeckt Ihnen jedes Gericht bestimmt viel besser. Auch das ist ein schöner Nebeneffekt des Intervallfastens, den ich zwischenzeitlich nicht mehr missen möchte.

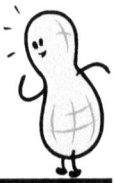

SHORT FACTS

Für den Start dehnen Sie am besten die Pausen zwischen dem Abendessen und Frühstück aus.

Zu Beginn ist ein tägliches Fastenfenster von 12 oder 14 Stunden erstrebenswert, nach ein paar Wochen sollte ein 16-Stunden-Fenster Ihr angestrebtes Ziel sein.

Während der Fastenstunden hilft das Trinken von Wasser, ungesüßtem Tee und schwarzem Kaffee, um den Appetit zu zügeln und die Autophagie noch zusätzlich zu unterstützen.

Moderate Bewegung regt Ihren Kreislauf an, schüttet Glücksgefühle aus und unterstützt ebenso den Prozess der Autophagie.

Baukastensystem: Für jeden die richtige Variante

Was wir uns nun anschauen werden, sind die verschiedenen Typen des Fastens. Jeder Körper ist individuell und genauso individuell sind auch die Anforderungen eines Ess-Fast-Rhythmus an den Alltag. Es gibt nicht den einen richtigen Rhythmus für uns alle. Was dem einen kaum Mühe bereitet und deshalb als perfekter Rhythmus gilt, fühlt sich für den anderen so gar nicht richtig an. Erst indem Sie verschiedene Typen kennen lernen, werden Sie den für Sie passenden Fastentyp finden. Die Auswahl ist groß und deshalb bin ich mir sicher, dass auch für Sie der passende dabei sein wird.

16/8-Rhythmus

Fangen wir mit dem bereits erwähnten 16/8-Rhythmus an. Bei diesem Rhythmus nutzen Sie die sieben Stunden Schlaf, die der Mensch durchschnittlich ruht, und ergänzen diese Ruhephase mit einer Esspause vor und nach dem Zubettgehen. Einsteigern empfiehlt es sich erst mit einem Zeitfenster von 12- oder 14-Fastenstunden zu beginnen und dieses Zeitfenster nach ein paar Tagen langsam auf 16 Stunden auszuweiten. Sie werden schnell merken, dass dieser Rhythmus zwar Disziplin von Ihnen abverlangt, jedoch nicht unmöglich ist. Nach einem sättigenden Abendessen beispielsweise gegen 19:00 Uhr werden Sie nicht hungernd ins Bett gehen, und beim Aufstehen in der Früh wird Sie genau das gleich große oder kleine Hungergefühl wecken, das Sie auch ohne die abendlichen Snacks in den Tag begleitet. Sollten Sie bis jetzt das tägliche Frühstück liebgewonnen haben, dann wird es Ihren Stoffwechsel nun etwas Zeit kosten sich an die Abwesenheit dieser morgendlichen Kalorienzufuhr zu gewöhnen. Doch mit einer Tasse Tee oder schwarzem Kaffee kann das Frühstücksritual gut ersetzt und gegen 11:00 Uhr mit einem späten Frühstück aufgehoben werden.

Anfängliche Nebenerscheinungen wie ein starkes Hungergefühl, ein flaues Gefühl im Magen oder gar Übelkeit oder Kreislaufbeschwerden sollten sich – sofern sie überhaupt auftauchen - bereits nach wenigen Tagen von selbst legen. Sollten Sie sich während der Arbeitswoche nicht mit diesen Gefühlen aus dem Haus trauen, dann versuchen Sie einfach an den freien Tagen den Stoffwechsel an den neuen Ess-Fast-Rhythmus zu gewöhnen. Schritt für Schritt können Sie die Häufigkeit des 16-Stunden-Fast-Rhythmus mehr und mehr ausweiten und auch während der Arbeitswoche den einen oder anderen „Fastentag" einbauen. Ein Fastentag bedeutet in diesem Zusammenhang ja lediglich das Frühstück nach hinten zu verschieben. Und mit jedem Tag erfolgreicher Übung werden Sie sich irgendwann auch darüber trauen einige 16-Stunden-Fastentage während der (Arbeits-) Woche durchzuziehen, Übung macht den Meister.

Mit dem 16/8-Rhtymus können Sie sich weiterhin drei Hauptmahlzeiten am Tag gönnen, beispielsweise um 11:00 Uhr ein Frühstück, gegen 14:00 Uhr ein Mittagessen und vor 19:00 ein Abendessen. Sie merken jedoch, dass das Zeitfenster von 8 Stunden relativ knapp für drei ordentliche Hauptmahlzeiten ist. Viele Fastende entscheiden sich deshalb nur für zwei große Mahlzeiten und snacken zwischendurch noch eine Kleinigkeit.

Für all jene, die mit der Zeit Ihren Rhythmus auf zwei Hauptmahlzeiten reduziert haben, ist die nächste Variante dann schon nicht mehr weit entfernt und definitiv die Königsdisziplin des Intervallfastens.

18/6-Rhythmus

Der 18/6-Rhythmus gestaltet sich aus einem Zeitfenster von 18 Stunden Fasten und anschließenden 6 Stunden Nicht-Fasten. Dieser Rhythmus ist definitiv nichts für Einsteiger, sondern nur Fortgeschrittenen anzuraten. Von heute auf morgen lediglich mit zwei großen Mahlzeiten innerhalb von sechs Stunden auszukommen, bedarf einem langsam darauf vorbereiteten Stoffwechsel.

16/8-Rhythmus

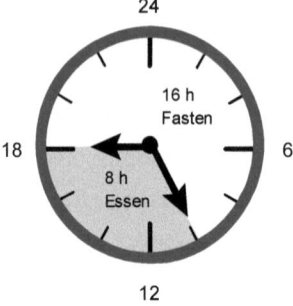

18/6-Rhythmus

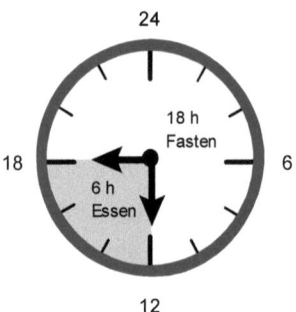

5/2-Rhythmus

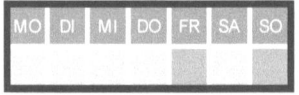

10in2-Rhythmus

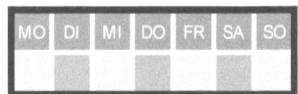

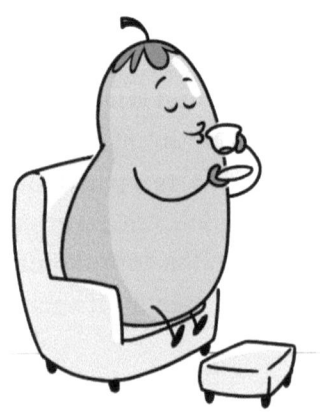

Dieser Rhythmus gilt dennoch bei Fast-Erfahrenen als Königsdisziplin, mit dem sie sich noch gesünder fühlen und logischerweise auch die größeren Gewichtserfolge erzielen. Einsteiger sollten sich dennoch erst ein paar Wochen nach dem erfolgreich gemeisterten 16/8-Rhythmus an den 18/6-Rhythmus wagen. Dieser Rhythmus ist am besten mit dem Marathonlauf vergleichbar, Sie sollten sich zuerst an die Halbmarathondistanz (16/8-Rhythmus) wagen und dort positive Erfahrungen sammeln, bevor die Langdistanz (18/6-Rhythmus) folgen kann.

5/2-Rhythmus

Eine weitere Möglichkeit des Intervallfastens ist die 5/2-Regel, bei der 5 Tage in der Woche normal gegessen und lediglich an 2 Tagen gefastet wird. Diese Fastentage müssen nicht unbedingt aufeinander folgen, können dies jedoch sehr wohl tun. Ideal für eine zweitägige Fastenkur bietet sich das Wochenende an, gefolgt vom normalen Essrhythmus während der Arbeitswoche. Um sich die Zeit des Fastens zu verkürzen, wird meist ein ausführliches Abendessen eingenommen und das Frühstück, sowie Mittagessen am Folgetag ausgelassen, bevor am Folgeabend wieder zur selben Zeit mit dem Essen eingestiegen wird. Dieser Rhythmus folgt dann noch ein zweites Mal in derselben Woche und schon haben Sie die zwei Fastentage der Woche „abgehakt" und können die restlichen fünf Tage wie gewohnt essen.

Der 5/2-Rhythmus bringt besonders hinsichtlich der Gewichtsreduktion große Erfolge mit sich, ist jedoch aus sozialen Aspekten nicht immer ganz leicht in den Alltag zu integrieren. Immerhin hat so manches Essen während der Woche den Aspekt des Austauschs mit Arbeitskollegen und die Einladung zur Grillfeier die Absicht bei Freunden und der Familien zu verweilen. Sitzt man dabei nur mit einem Wasserglas bewaffnet in der Runde, ist einem zwar die volle Aufmerksamkeit in Sachen neuer Ernährungsumstellung gewiss, ansonsten dient dies jedoch weniger dem sozialen Miteinander. Doch wer damit kein Problem hat und lieber zwei Tage die Woche konsequent fasten will, für den ist diese Variante wohl die passende.

Viele Fastende nutzen einen zusätzlichen 24-Stunden-Fastzyklus am Wochenende und gehen sonst dem leichter zu vereinbarenden 16/8-Rhythmus nach. Sie verfolgen somit eine Kombination aus 16/8- und 5/2-Rhythmus. Einen Fastentag nehmen Sie aus dem 5/2-Programm und alle anderen Tage verfolgen sie den 16/8-Rhythmus. Auf diese Art aktivieren die Fastenden die Autophagie zusätzlich durch einen außertourlich langen Fastentag und kurbeln die Energieverbrennung durch die körpereigenen Fett- und Eiweißzellen bestmöglich an.

24-Stunden- oder 10in2-Rhythmus

Ich habe Ihnen eine große Auswahl an Fastenvarianten versprochen, eine weitere beliebte Variante habe ich noch für Sie im Angebot: Die im Englischen als „Every other day" bezeichnete Variante ist in der deutschen Sprache als „24-Stunden-Diät" oder als „10in2-Rhythmus" bekannt. Sie zielt darauf ab, dass abwechselnd jeden zweiten Tag gefastet oder eben gewöhnlich gegessen wird. Den 10in2-Namen hat dieser Rhythmus aufgrund seines normalen Tages der Nahrungsaufnahme (1), gefolgt von einem Fasttag (0) und der Abfolge dieses Rhythmus innerhalb von zwei Tagen (in2).

Auch dieser Ess-Fast-Rhythmus hat begeisterte Anhänger und seine Vor- und Nachteile. Manche Fastenden schwören auf die klar definierten Fasten- und Esstage und erzählen von einigen erschwerten Anpassungstagen zu Beginn, verbunden mit einer späteren Leichtigkeit, sich an diesen klaren Rhythmus zu halten. Die Wissenschaft hat dem auch keine negativen Auswirkungen entgegen zu setzen, immerhin haben wir früher bereits erfahren, dass eine Fastenperiode bis zu 36 Stunden den Stoffwechsel ankurbelt und die körpereigene Autophagie aktiviert.

Ihr individueller Rhythmus

Das Schöne am Intervallfasten ist, dass es keinen einzigen in Stein gemeißelten Rhythmus gibt, der besser sein soll oder Sie effektiver zu Ihren persönlichen Zielen führt. Die beste Fastenvariante ist nämlich jene, mit der sie auf lange Sicht Spaß an dieser Ernährungsform haben, sich im eigenen Körper wohlfühlen und somit locker Ihre Ziele erreichen. Sie können sich zwischen einem konstanten Fastenrhythmus (täglich die gleiche Anzahl an Fastenstunden) oder einem variablen Rhythmus (jede Woche ein oder zwei frei wählbare Fastentage) entscheiden.

Die Möglichkeiten des Intervallfastens sind wie ein Baukastensystem, in dem Sie nach Ihren Bedürfnissen und Wünschen bunte Bausteine aneinanderreihen können. Wichtig ist dabei nur, das eigene Körpergefühl zu beachten und die beim Fasten gewonnenen Erkenntnisse an den gewählten Fastenrhythmus anzupassen. Das Ganze wird etwas Zeit in Anspruch nehmen, doch mit etwas Geduld und Übung werden Sie bald den für Sie passenden Essrhythmus finden und mit ihm die ersten persönlichen Ziele erreichen.

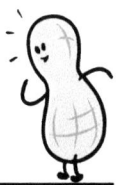

SHORT FACTS

Es gibt verschiedene Varianten des Intervallfastens, wählen Sie je nach Belieben die für Sie passende Form aus:

- 16/8-Rhythmus:
  täglich 16 Stunden fasten, 8 Stunden essen
- 18/6-Rhythmus:
  täglich 18 Stunden fasten, 6 Stunden essen
- 24-Stunden oder 10in2-Rhythmus:
  jeden zweiten Tag 24 Stunden fasten
- Ihr ganz persönlicher, individueller Rhythmus:
  je nach Vorlieben eine Kombination aus den obigen Varianten oder eine abgeschwächte oder verstärkte Version des Fastenrhythmus

Fasten leicht gemacht:
Tipps & Tricks

Erste hilfreiche Tipps, wie sich das Intervallfasten in der Praxis besser umsetzen lässt, sind an der ein oder anderen Stelle bereits durchgesickert. Dennoch gibt es ein paar wertvolle Tricks, die Ihnen den Start ins Fasten erleichtern werden. Acht praktische Tipps möchte ich Ihnen an dieser Stelle mit auf den Fastenweg geben:

Starten Sie langsam und in kleinen Schritten
So logisch dieser Tipp für Sie auch klingen mag, so schwer gestaltet er sich oft in der Praxis. Voller Motivation stürzen sich die meisten Intervallfastenden in das Abenteuer und wollen gleich alles richtig machen. Aus meiner persönlichen Erfahrung wage ich zu behaupten, dass eine radikale Veränderung von heute auf Morgen selten lange anhält. Versuchen Sie deshalb langsam in das Intervallfasten hinein zu finden. Beginnen Sie mit 12 oder 14 Fastenstunden pro Tag und achten Sie zu Beginn gar nicht zu sehr auf die eingenommene Nahrung während der Essenszeit. Indem Sie das Fastenfenster in kleinen Etappen vergrößern, lassen Sie dem Stoffwechsel genügend Zeit sich an die neue Situation zu gewöhnen und verhindern

unangenehme Nebenwirkungen - auf Kreislauf- oder Magenprobleme kann jede/r getrost verzichten, da sind wir uns wohl einig. Auch für die Motivation sind kleine, stetige Erfolge enorm wertvoll. Jeder kleine Etappensieg, indem Sie beispielsweise die Zeitdauer des Fastens erstmals von 13 auf 14 Stunden ausdehnen, wird Sie motivieren weiterzumachen. Wahrscheinlich wollen Sie ein paar Tage später sogar schon das nächste Etappenziel in Angriff nehmen, getrieben von den positiven Erlebnissen des soeben erreichten Erfolgs. Starten Sie deshalb zwar durchaus konsequent, jedoch in kleinen Schritten, und lassen Sie sich und ihrem Körper Zeit behutsam in die Welt des intermittierenden Fastens einzutauchen.

Genießen Sie die Mahlzeiten ausgiebig

Das Schöne am Kurzzeitfasten ist, dass Sie sich jeden Tag satt essen dürfen. Genau genommen sollen Sie sich sogar satt essen. Mit dieser Aussicht wird es Ihnen auch leichter fallen die Stunden des Fastens durchzuhalten. Wann immer Sie der Hunger überkommt, wissen Sie, dass in ein paar Stunden die gesamte Fülle an Essen auf Sie wartet. Und diese Aussicht wird es Ihnen leichter machen das Konzept des Kurzzeitfastens durchzuhalten. Gerade zu Beginn, wenn der Stoffwechsel diesen neuen Rhythmus noch so gar nicht gewohnt ist, wird Ihnen das Fasten einiges an Disziplin abverlangen. Doch mit der Aussicht auf ein baldiges, üppiges Mahl werden Sie dieses Ziel mit etwas Motivation erreichen. Ist die Essenszeit wieder angebrochen, genießen Sie die Mahlzeiten ausgiebig und essen sich richtig satt. Tun Sie dies nämlich nicht, laufen Sie Gefahr, in eine spätere Heißhungerattacke zu geraten. Deshalb ist mein persönlicher Tipp an Sie: Essen Sie, bis Sie ganz satt sind, und genießen Sie die Mahlzeiten ausführlich und bewusst!

Der Geheimtipp: Wasser

Die Erkenntnis, dass Trinken Sie vom aufkommenden Appetit befreien kann, kennen wir bereits. Oft ist ein kleines Hungergefühl auch lediglich ein Hinweis auf ein Trinkdefizit. Nach einem Glas Wasser ist der Magen gefüllt und das Appetitgefühl verflogen. Trinken unterstützt zusätzlich noch den Stoffwechsel bei seinen Tätigkeiten und ist deshalb besonders in den Phasen des Fastens sehr, sehr wertvoll. Bedienen Sie sich also ruhig ungesüßter Flüssigkeiten, um während des Fastens etwas zu sich zu nehmen und nicht mit leerem Magen durchs Leben zu wandern.

Auch Schwarztee und Kaffee ist erwünscht

Neben Wasser und ungesüßten Tees darf auch schwarzer Kaffee (ohne Milch und Zucker) oder Schwarztee während der Zeit des Nichtessens getrunken werden. Beide Heißgetränke zügeln den Appetit und lassen die Fastenstunden somit angenehmer verstreichen.

Es gibt sogar einzelne Studien, die dem Koffein und Teein eine unterstützende Reinigungswirkung zuschreiben. Eine solche Studie stammt beispielsweise von der Universität Graz und belegt, dass Kaffee zusammen mit Vitamin C,

Selen oder Omega3-Fettsäuren eine positive Wirkung auf den Körper hat und ihn zum Frühjahrsputz in den Zellen animiert. In der besagten Studie wurde der Prozess der Autophagie in der Skelett- und Herzmuskulatur sowie der Leber beobachtet. Das Ergebnis zeigt nach dem Genuss einer Tasse Kaffee einen deutlich beschleunigten „Selbstreinigungsprozess" der Zellen. Bereits eine Stunde nach dem Kaffeekonsum konnte in den Zellen die Aktivierung der zelleigenen Autophagie nachgewiesen werden. Diese Feststellung rückt den Kaffeegenuss während des Intervallfastens ins Scheinwerferlicht, immerhin obliegt ihm somit ein appetitzügelnder und gleichzeitig reinigender Mechanismus.

Bewegen Sie sich an der frischen Luft

Moderate Bewegung in der Natur wird nicht nur Ihre Gedanken vom eventuell aufkommenden Hungergefühl ablenken, sondern produziert auch ein emotionales Hoch, mit dessen Hilfe Sie disziplinierter die Stunden des Fastens übertauchen werden. Gerade zu Beginn hilft ein täglicher Spaziergang an der frischen Luft, um sich langsam auf den Fastenrhythmus einzustimmen.

Die körperliche Bewegung kurbelt den Kreislauf an und unterstützt den Stoffwechsel sowie den körpereigenen Selbstreinigungsprozess der Zellen. Das alles sind Faktoren, die Sie in Kombination mit der wohltuenden Wirkung der Natur ausgeglichener durch den Prozess des Fastens führen werden.

Sie werden nicht für immer hungrig sein

Denken Sie daran: Nach ein paar Tagen wird Sie das Hungergefühl zu den ursprünglichen Essenszeiten nicht mehr so stark plagen. Haben sich der Stoffwechsel und das Gehirn erst einmal an die neuen Essenszeiten gewöhnt, werden sie nicht mehr ständig nach neuer Nahrung verlangen. Spätestens nach ein paar Wochen wird das Hungergefühl am späten Abend oder frühen Morgen nicht mehr auftauchen.

Für mich persönlich war es vor dem Fastenversuch unvorstellbar am Morgen kein ausgiebiges Frühstück zu genießen. Das tägliche Frühstück war für mich bis dahin Ritual und Gewohnheit zugleich, um damit den Tag in Angriff zu nehmen. Ich habe mir eingebildet, ohne dieses Frühstück keine Energie für die Alltagsaufgaben zu haben, und hätte mich nie ohne diese Mahlzeit vor die Tür gewagt. Doch nach zwei bis drei Wochen Intervallfasten hatte ich am frühen Morgen plötzlich weniger Appetit. Ich freute mich zwar auf eine Tasse schwarzen Kaffee, um in Schwung zu kommen, doch an ein morgendliches Frühstück war zu den Morgenstunden auf einmal nicht mehr zu denken.

Die Aussicht, dass sich Ihr Stoffwechsel und Ihr Gehirn ebenfalls bald an diesen neuen Rhythmus gewöhnen werden, hilft Ihnen besonders zu Beginn beim Durchhalten. Die ersten Tage werden mitunter hart werden, doch es wird Ihnen mit jedem verstrichenen Tag leichter fallen. Machen Sie sich das bewusst!

Seien Sie nicht irritiert von Momenten des Zweifels

Beim Intervallfasten bleiben die klassischen „Fastenkrisen" nachweisbar aus, dennoch können auch bei dieser Umstellung Momente des Zweifels auftauchen. Wichtig ist, sich in solchen Momenten nicht irritiert zu fühlen, sie kommen bei den meisten Fastenden im Laufe der Startzeit mehr oder weniger intensiv vor. Machen Sie sich einfach schon von Beginn an auf solche kleinen „Downs" gefasst.

Es wird Tage geben, an denen Ihnen gar nicht auffällt, dass Sie am Fasten sind. Und dann kommen eben auch die besagten Tage, an denen Sie an dem ganzen Konzept zweifeln und kurz davor sind den Fastenrhythmus zu brechen. Doch erstens werden diese Zweifel mit jedem Tag, den Sie positiv absolviert haben, weniger werden, und Ihr Körper gewohnt sich an den neuen Essrhythmus, und zweitens ist in diesen Momenten immer „nur" ein kurzer Akt der Selbstdisziplin von ein paar Stunden notwendig, bis Sie wieder ganz gewohnt essen dürfen. Vielleicht hilft es Ihnen für solche Momente kleine Rituale zur Hand zu nehmen, auf die Sie in schwachen Momenten zurückgreifen können. Das kann von einem Spaziergang hin zu einer genüsslichen Tasse Entspannungstee oder ein paar Seiten Ihres Lieblingsbuchs reichen. Eine breite Palette an kurzfristig einsetzbaren Ablenkungsinstrumenten kann Ihnen in solchen Momenten des Zweifels helfen. Das wichtigste ist, dass Sie sich von diesen Gefühlen nicht komplett irritieren und aus der Bahn werfen lassen. Ihr Körper ist zu Beginn quasi auf

Entzug (von seinen alten Essgewohnheiten) und versucht Sie mit all seinen Möglichkeiten wieder in den „alten Rhythmus" zurück zu ziehen.

Bleiben Sie flexibel, Abweichungen sind erlaubt
Ein schöner Nebeneffekt des Intervallfastens ist seine Flexibilität. Sind Sie heute Abend zu einem Geburtstag eingeladen, dann dürfen Sie sich gerne am Buffet bedienen und starten Ihr Fastenzeitfenster einfach erst nach den Feierlichkeiten. Wie das? Sie verschieben dafür am Folgetag die erste Mahlzeit nach hinten und nehmen beispielsweise erst gegen Mittag die erste Mahlzeit zu sich. Einen solch flexiblen Zeitjoker dürfen Sie jederzeit einsetzen, ich empfehle Ihnen jedoch gerade zu Beginn einen konstanten Essrhythmus zu verfolgen und den Einsatz der Joker gering zu halten. Hat sich Ihr Körper an den neuen Rhythmus gewöhnt, fällt es Ihnen leichter, nach dem einmaligen Verschieben des Zeitfensters wieder in den ursprünglichen Essrhythmus zu wechseln. Doch allein die theoretische Möglichkeit des Verschiebens vom Ess-Zeitfenster wird Ihnen unglaublich viel Freiheit und Flexibilität geben.

Um ehrlich zu sein, ist dieser Aspekt meiner Meinung nach der Hauptgrund, wieso Intervallfasten kinderleicht einige Monate oder gar Jahre konsequent durchgezogen werden kann. Wann immer ein sozialer Termin Ihnen in die Quere kommt, reagieren Sie eben mit etwas Planung darauf und verschieben Ihr Fastenfenster. Kein Wunder, dass manche Fans des Intervallfastens diesen Essrhythmus in ihren

„Lifestyle" übernommen haben und ihn langzeitig verfolgen.

Wir haben nun acht, kleine Tricks kennengelernt, mit denen Ihnen der Fasteneinstieg hoffentlich leichter fallen wird. Mir persönlich hat das viele Trinken von Wasser sowie der morgendliche schwarze Kaffee den Fasteneinstieg enorm erleichtert. Auch der regelmäßige Spaziergang in der Natur hat meine Durchhaltekräfte mobilisiert. Ich habe versucht ihn täglich einzuplanen und dies – besonders zu Beginn – auch fast immer geschafft. Doch jeder Körper reagiert auf eine Essveränderung dieser Art anders. Ich traue mich dennoch zu wetten, dass auch Ihr Körper diese Fastenzeiten locker wegstecken wird. Sie müssen ihn dies nur ausprobieren lassen und ihm ein paar Tage der Eingewöhnung genehmigen. Ich streite nicht ab, dass es durchaus eine Portion Disziplin und Mut abverlangt, doch Sie können es schaffen. Da bin ich mir ganz sicher!

In diesem Sinne hoffe ich Sie nun endgültig mit Neugierde und Begeisterung angesteckt zu haben, damit Sie nur mehr das letzte Kapitel an Wissen benötigen, um bestens vorbereitet in das Fastenprojekt zu starten. In diesem abschließenden Kapitel blicken wir über den Tellerrand des Fastens hinaus und beleuchten die drei Säulen der Gesundheit. Ernährung ist nämlich nur ein Teil der menschlichen Gesundheit, den wir lieber nicht isoliert betrachten sollten.

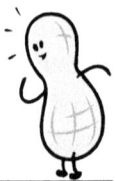

SHORT FACTS

Mit diesen acht Tipps wird Ihnen der Einstieg in das Intervallfasten wesentlich leichter fallen:

1. Starten Sie langsam und in kleinen Schritten!
2. Genießen Sie die Mahlzeiten bewusst!
3. Machen Sie es sich leichter, indem Sie viel Wasser trinken!
4. Genießen Sie eine Tasse Tee oder Kaffee!
5. Bewegen Sie sich an der frischen Luft!
6. Denken Sie daran: Sie werden nicht für immer hungrig sein!
7. Seien Sie nicht irritiert von Momenten des Zweifels!
8. Bleiben Sie flexibel, Abweichungen sind erlaubt!

Ein Blick über das Fasten hinaus

„Tu deinem Leib etwas Gutes,
damit deine Seele Lust hat, darin zu wohnen."
TERESA VON ÁVILA

Wie schon die Vordenkerin Teresa von Ávila sehr treffend formulierte, sind Körper und Geist eine streng verwobene Einheit und es ist nicht damit abgetan nur einen Teil dieser Einheit zu pflegen. Logischerweise wird es Sie also wenig überraschen, dass es mit der Auswahl der passenden Ernährung allein nicht getan ist. Die menschliche Gesundheit hängt von mehr ab, als der optimalen Nahrungszufuhr. Auch ein notwendiges Maß an Bewegung und eine positive Lebenseinstellung bzw. ein gesunder Geist beeinflussen die Gesundheit des Menschen.

Alle drei Säulen der Gesundheit führen in einem ausgewogenen Verhältnis zu einem verbesserten Wohlbefinden und können unser Immunsystem positiv beeinflussen. Ernährung ist ein wichtiger Teil der Gesundheit, doch ein gewisses Maß an Bewegung und ein gesundes „Mindset" sind ebenso wahre Booster und können im Idealfall sogar den Prozess der Autophagie noch zusätzlich unterstützen. Wir gehen nun der Frage nach, wie sich die optimale Ernährung, Bewegung und Achtsamkeit dem Körper gegenüber beim Intervallfasten gestalten können.

Die optimale Ernährung

Falls Sie sich jetzt an mein anfängliches Versprechen „Sie können essen, was sie wollen" erinnern, dann muss ich Ihnen vorerst Recht geben. Die Idee hinter der Nobelpreis-Diät und der vom japanischen Forscher Ohsumi entdeckten Autophagie ist in erster Linie wirklich nur das schlichte Einhalten der regelmäßigen Fastenzeiten. Mit diesen Zeiten des Nichtessens werden so unglaublich viele positive Nebeneffekte ausgelöst, dass wir uns in der Zeit des Essens theoretisch viele „Fehltritte" in Sachen Ernährung leisten könnten. Doch es ist nicht ganz korrekt, wenn wir davon ausgehen, dass die Art des Essens beim Intervallfasten gar keine Rolle spielt. Der Körper bezieht nach wie vor den Großteil seiner Energie und Nährstoffe aus der Nahrung, auch wenn er in Zeiten des Fastens auf die körpereigenen Proteine und Fette zurückgreift. In der Nahrung stecken für ihn – unabhängig vom Essrhythmus – wichtige Nährstoffe. Bekommt er in der Essenszeit lediglich Burger, Pommes und Cola zugeführt, läuft er langfristig Gefahr an einem Vitamin- oder Mineralstoffmangel zu leiden. Und das ist nur eine potenzielle Gesundheitsgefahr, die bei einer einseitigen und überzuckerten Ernährungsweise lauert. Auch auf das Sättigungsgefühl haben Unmengen an Zucker und einfachen Kohlenhydrate große Auswirkungen. Sie machen nur kurze Zeit satt und somit die Fastenzeiten umso schwerer. Und als wären das nicht schon genug erschwerende Auswirkungen, hat der Körper bei der Aufnahme von großen Zuckermengen auch mit starken Schwankungen des Insulinspiegels und Blutzuckers zu kämpfen. In Summe bringt der Verzehr von Fast Food somit nicht die besten Voraussetzungen mit sich, um ausgeglichen an den Fastenrhythmus heran zu treten: Heißhungerattacken, Zuckerhochs und -tiefs und damit verbundene Gefühle der Abgeschlagenheit und Energielosigkeit sind die logische Konsequenz einer zuckerhaltigen Ernährungsform.

An dieser Stelle ist wichtig zu erwähnen, dass Intervallfasten dennoch gelingen kann. Das Konzept der Autophagie funktioniert auch mit Unmengen an zugeführtem Zucker und einfachen Kohlenhydraten. Deshalb stimmt die Aussage „Sie können essen, was Sie wollen" grundsätzlich sehr wohl in ihrem Kern, sie ist jedoch leider nur die halbe Wahrheit. Qualitativ hochwertige Nahrung kann nämlich den Prozess der Autophagie und seine positiven Effekte noch zusätzlich unterstützen. Sollten Sie nun schon einmal die Disziplin aufbringen, sich an das Fastenzeitfenster zu halten, dann ist der zweite Schritt – eine ausgewogene, gesunde Ernährung zu verfolgen – gar nicht mehr so schwer. Insbesondere, wenn Ihr persönlich gestecktes Ziel mit der Gewichtsreduktion und/oder dem Aufbau von Muskelmassen zu tun hat, wird Sie die passende Ernährung um vieles schneller an Ihr Ziel bringen.

Wie das? Es gibt beispielsweise Lebensmittel, die den Prozess der Autophagie verstärken. Im Zusammenhang mit Anti-Aging haben wir bereits von Weizenkeimen, Shiitake-Pilzen, grünen Erbsen oder Grapefruits gehört, die in einer hohen Dosis über Spermidin verfügen. Diese natürliche Substanz aktiviert den Selbstreinigungsprozess in den Zellen zusätzlich. Lebensmittel mit einer hohen Dosis Spermidin sind somit wahre „Autophagie-Booster". Aus diesem Grund ist es ratsam ein paar hochdosierte Nahrungsmittel einzuplanen, um somit den Effekt der Autophagie noch zusätzlich zu verstärken und noch mehr körpereigene Protein- und Fettzellen zu verbrennen.

Doch es wäre zu kurz gegriffen, wenn ein paar Booster in Lebensmittelform die gesamte Ernährung von „okay" in „hervorragend" ändern würden. Die optimale Ernährung ist komplex und mit vielen wissenschaftlichen Ansätzen versehen. Ich möchte Ihnen an dieser Stelle einen kurzen Überblick über ein paar grundsätzliche Eckdaten der gesunden Ernährung geben und diese mit dem Intervallfasten verbinden. In der Theorie gibt es beim Intervallfasten keine Regeln, in der Praxis wird Sie das Befolgen von ein paar einfachen Grundsätzen jedoch wesentlich schneller zu Ihren persönlichen Zielen führen.

Und deshalb ist es meiner Meinung nach wichtig, sich auch kurz mit den wichtigsten Aspekten einer optimalen Ernährung zu beschäftigen.

Hochwertige & frische Lebensmittel

Wie viele Lebensmittel kaufen Sie frisch auf dem Wochenmarkt oder in der Gemüseabteilung Ihres Supermarkts ein? Wählen Sie auch ab und zu ein teureres Produkt, weil es hochwertiger verarbeitet ist? Wenn ja, dann gratuliere ich Ihnen zu Ihrer bereits sehr gesund ausgerichteten Ernährungsweise. Wenn nein, dann haben Sie mit mir etwas gemein.

Vor dem Fastenstart musste es bei mir öfter schnell gehen, und die nötige Zeit für das ausgiebige Einkaufen, geschweige denn Kochen, blieb oft auf der Strecke. Zu oft, um ehrlich zu sein. Einfach, weil ich damals an dieser Schraube mein Zeitmanagement optimiert und dank Convenience-Food täglich ein paar Minuten erspart habe. Heute ist das anders. Ich nehme mir die Zeit, frische Lebensmittel einzukaufen, plane voraus und gebe auch dem Kochen seinen notwendigen zeitlichen Platz in meinem Alltag. Diese neue Esssituation hat in meinem Kopf erst reifen müssen. Sie ist nicht von heute auf morgen geschehen, allerdings hat sie mit all der Fülle an Informationen zum Intervallfasten und der enormen Bedeutung einer ausgewogenen, hochwertigen Ernährung in meinem Kopf immer mehr Platz eingenommen. Ich wollte dem Essen eine höhere Priorität einräumen und dadurch die positiven Effekte des Intervallfastens noch zusätzlich unterstützen. Zu Beginn war mein Plan, dies einfach für ein paar Wochen zu verfolgen. Doch einmal liebgewonnen, möchte ich den wöchentlichen Einkauf bei der Bäuerin meines Vertrauens und die bunte Vielfalt auf meinem Abendtisch nicht mehr missen. Den Leitsatz „Du bist, was du isst" habe ich zu meinem Credo gemacht, zu logisch scheint mir sein Zusammenhang. Ich wollte definitiv ein gesünderes und vitaleres „Ich" sein, soviel war bzw. bin ich mir selber schließlich wert.

Doch zurück zum Thema, neben der Qualität und Frische des Essens gibt es noch einen dritten Aspekt, den ich verfolge und Ihnen wärmstens ans Herz legen kann: Achten Sie auf die Farbenvielfalt auf Ihrem Teller! Eine einfache Faustregel dafür lautet: Je bunter ein Gericht auf dem Teller, umso abwechslungsreicher sind seine Nähr- und Inhaltsstoffe. Das gilt nicht ganz für bunte M&Ms oder Gummibärchen, da werde ich Sie jetzt wahrscheinlich erneut enttäuschen müssen, doch für alle anderen Lebensmittel trifft das im Großen und Ganzen meist zu. Vor allem Obst- und Gemüsesorten decken mit all ihrer Farbvielfalt die wichtigsten Vitamine und Spurenelemente ab und sind aufgrund Ihrer sekundären Pflanzenstoffe äußerst gesundheitsfördernd. Wie wäre es, sich ein bisschen Inspiration zur vegetarischen Küche in einem Kochkurs zu holen? Oder vielleicht motiviert Sie auch ein neues Kochbuch, bunte und frische Rezepte auszuprobieren? Möglichkeiten gibt es viele, denken Sie nur daran: Hochwertig, frisch und möglichst bunt steigert die Qualität Ihres Essens (und schmeckt dazu auch noch sehr, sehr lecker)!

Kohlenhydrate: Ja, Nein, Vielleicht?

Der schlechte Ruf der Kohlenhydrate ist unbestreitbar auch in unseren letzten Gehirnzellen verankert. Nicht zuletzt aufgrund der in den letzten Jahren sehr populären Low-Carb-Diäten hat sich dieser Mythos in uns gefestigt. Doch wie so oft ist auch bei diesem Thema die Antwort keine schwarze oder weiße, vielmehr lohnt sich ein genauer Blick auf die verschiedenen Arten der Kohlenhydrate.

Aufgeteilt werden sie in einfache und komplexe Kohlenhydrate. Während einfache Kohlenhydrate aus Einfach- oder Zweifachzuckermolekülen bestehen, handelt es sich bei den komplexen Kohlenhydraten um eine Vielzahl an verketteten Zuckermolekülen. Kohlenhydrate sind somit in ihrer Basis immer Zuckermoleküle, das ist wichtig zu wissen. Je nach Grad Ihrer Komplexität haben sie dann unterschiedliche Auswirkungen auf unseren Organismus - das ist der zweite wichtige Punkt im Wissen um die Kohlenhydrate. Genau an dieser Stelle kommt die Unterscheidung der „guten" und „bösen" Kohlenhydrate nämlich ins Spiel: Während einfache Kohlenhydrate nichts anderes wie Industriezucker sind und vom Körper als schnelle

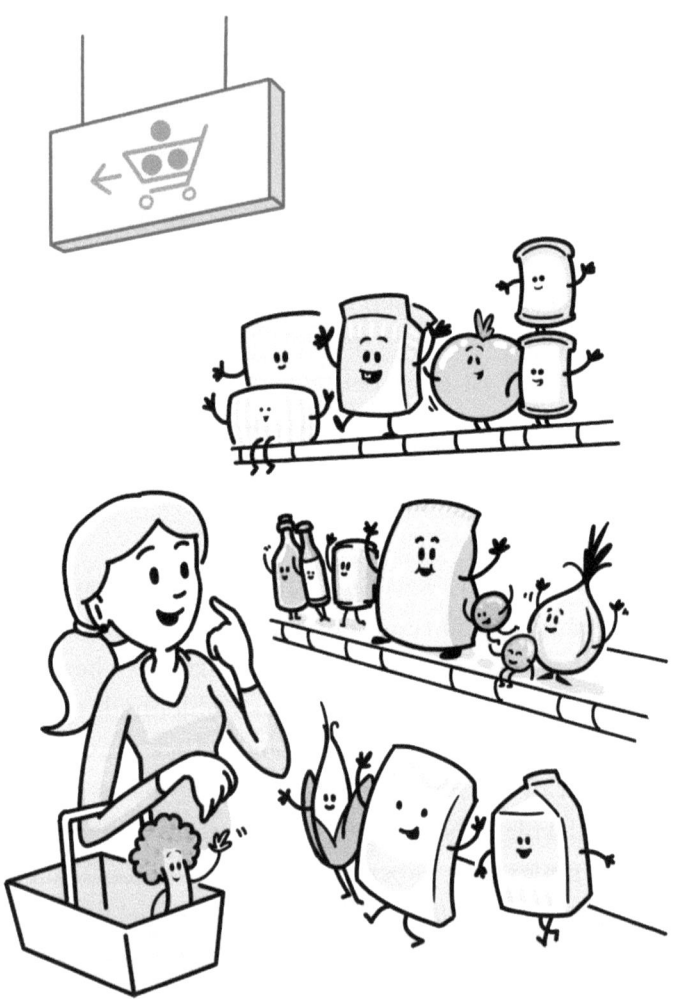

Energieversorgung hergenommen werden, müssen komplexe Kohlenhydrate vom Körper erst langsam aufgespalten und von ihren Vitaminen, Mineralien und sekundären Pflanzenstoffen entzweit werden. Somit sind einfache Kohlenhydrate nichts anderes wie Moleküle des Industriezuckers, die zwar unglaublich lecker sind, sich für den Körper jedoch als „leere Hülle" darstellen. Sie sättigen nicht lang und liefern auch sonst keinen Mehrwert in Form von zusätzlichen Mineralien.

Die zweite Gruppe, nämlich die komplexen Kohlenhydrate, tun eben genau dies: Sie sättigen länger, bringen wertvolle Spurenelemente mit sich und lassen den Blutzuckerspiegel nicht gar so überstürzt in die Höhe schnellen. Der Zuckerschock bleibt bei den komplexen Kohlenhydraten somit aus oder gestaltet sich wesentlich moderater. Enthalten sind die „guten", komplexen Kohlenhydrate in stärkehaltigen Lebensmitteln, Vollkornprodukten oder Lebensmitteln mit einem hohen Anteil an Ballaststoffen.

Kohlenhydrate sind somit nicht per se zu vermeiden. Sie sind vielmehr genau zu unterscheiden und je nachdem mit großer Vorsicht oder großem Gefallen zu verzehren. Intermittierendes Fasten verbietet zwar weder die eine noch die andere Art von Kohlenhydraten, genauso wenig verbietet dieser Fastentyp auch die Aufnahme von Zucker im Allgemeinen. Trotzdem ist es ungemein wichtig die Dosierung im Auge zu behalten. Unmengen an einfachen Kohlenhydraten, sprich Industriezucker, haben starke

Auswirkungen auf den Insulinspiegel und bringen nur ein kurzes Sättigungsgefühl mit sich. Beides sind Faktoren, die den Fastenerfolg trüben können.

Mein persönlicher Tipp an Sie ist, ab sofort nicht jedes Lebensmittel zu erforschen und damit die einfache Handhabung des Intervallfastens mit einer aufwendigen Bürokratie zu trüben. Es ist nicht notwendig, dass Sie die Nährwerttabellen all Ihrer gekauften Lebensmittel lesen. Vielmehr ist es hilfreich, die zehn häufigst verzehrten Lebensmittel genauer unter die Lupe zu nehmen und diese kurz im Internet zu analysieren. Wenn Sie schon einmal ernsthaft Kalorien oder Punkte gezählt haben, dann wissen Sie, wie zeitraubend allein die Recherche dafür sein kann. Das soll Ihnen beim Intervallfasten und seinem einfachen Konzept der Esspausen nicht blühen. Haben Sie lediglich den Zuckergehalt (inklusive des Gehalts an einfachen Kohlenhydraten) Ihrer Lieblingsprodukte im Auge und Sie werden sich von selbst in die passende Ernährungsrichtung bewegen.

Die unterschätzte Bedeutung der Proteine

Proteine oder Eiweiße sind Bausteine in unserem Körper, aus denen Muskeln, Organe, Haut, Haare, Hormone oder Enzymen aufgebaut sind. Auch unser Immunsystem hängt von einer ausreichenden Versorgung durch Proteine ab. Aus diesem Grund ist es nicht verwunderlich, dass die Zufuhr von Proteinen über die Nahrung ungemein wichtig für die menschliche Gesundheit ist. Proteine sind in pflanzlichen Lebensmitteln wie Getreide, Kartoffeln sowie Hülsenfrüchten oder in tierischen Produkten wie Milch, Fleisch, Fisch oder Eier enthalten. Sie haben den großen Vorteil, dass sie im Vergleich zu den Kohlenhydraten eine geringere Energiedichte und trotzdem einen größeren Sättigungswert aufweisen. Demzufolge muss bei Proteinen weniger gegessen werden, um längere Zeit satt zu bleiben. Diesem Grundsatz haben sich beispielsweise die Atkins-Diät oder auch die Low-Carb-Diät verschrieben, grundsätzlich kein schlechter Ansatz. Die Diätenden nehmen dadurch schlicht weniger Energie zu sich und verlieren somit tendenziell leichter an Gewicht. Das Problem in dieser Logik liegt jedoch im früher schon ausführlich beschriebenen JoJo-Effekt. Anhänger dieser Diätformen bleiben tendenziell von diesem eher nicht verschont.

Machen wir uns jedoch für das Intervallfasten diese Erkenntnisse daraus zu Nutze, so macht es durchaus Sinn die letzte Mahlzeit vor dem Fasten proteinhaltig zu gestalten. Einen höheren Anteil an Eiweiß in der abschließenden Mahlzeit wird ein längeres Sättigungsgefühl mit sich bringen und das Fasten dadurch erleichtern. Auch zwischendurch sind Protein-Snacks eine gute Möglichkeit den kleinen Hunger zwischen den großen Mahlzeiten abzufangen. Grundsätzlich gilt beim Intervallfasten die Faustregel, dass pro Kilokörpergewicht circa ein Gramm Eiweiß durch die tägliche Nahrung aufgenommen werden soll. Allerdings soll auch an dieser

Stelle keine Doktorarbeit für diese Recherche gestartet werden. Vielleicht suchen Sie sich fünf Lebensmittel aus, die Sie gerne essen und deren Proteingehalt Sie nach einer kurzen Internetrecherche als besonders „proteinhaltig" einstufen. Wenn Sie nun täglich drei der fünf ausgewählten Lebensmittel in Ihre Ernährung einbeziehen, haben Sie für den Beginn bereits relativ einfach die notwendige Proteinmenge gesichert. Proteine sind auch noch aus einem zweiten Grund enorm wichtig für unseren Körper. Baut der Körper Muskeln auf, braucht er dazu enorme Mengen an Eiweiß. Und ein hoher Muskelanteil im Körper ist nicht nur das Ziel von Bodybuildern. Je höher der Anteil an Muskeln in unserem Körper ist, umso mehr Energie benötigt dieser für die Versorgung der aufgebauten Muskeln. Personen mit einem hohen Muskelanteil verbrauchen deshalb mehr Energie als Personen mit einem kleinen Muskelanteil.

Wird dieses Gedankenspiel noch weitergesponnen, können muskulöse Personen mehr Energie zuführen, ohne zusätzliche Fettpölsterchen anzusetzen. Ein Anstieg an Muskeln im Körper erhöht den täglich notwendigen Energieverbrauch mit zwei positiven Auswirkungen: Entweder nimmt diese Person die zusätzliche Energie in Form von mehr Nahrung auf (was ein mehr an Essgenuss ohne schlechtes Gewissen bedeutet), oder der Körper greift auf seine Körperfette zu (und baut Fettreserven ab). Beides sind Auswirkungen, zu denen Sie wahrscheinlich an dieser Stelle nicht so schnell „Nein, danke!" sagen würden.

Fette sind nicht gleich Fette

Ähnlich wie bei den Kohlenhydraten, ist auch bei Fetten eine Verallgemeinerung nur irreführend. Auch die Fette werden nach ihrer chemischen Struktur in gesättigte, einfach ungesättigte und mehrfach ungesättigte Fette unterteilt. Die erste Gruppe, nämlich gesättigte Fette, ist beispielsweise in tierischen Produkten wie Milch, Butter, Fleisch oder Wurst enthalten und gilt gemeinhin in großen Mengen verzehrt als äußerst ungesund. Es existieren zwar auch Studien, die diesen Produkten gesundheitsfördernde Auswirkungen zuschreiben, dieser positive Effekt ist jedoch lediglich den Milchprodukten zuzuschreiben. Ein ausgiebiger und regelmäßiger Verzehr von Fleisch, insbesondere rotem Fleisch, begünstigt allen aktuellen Studien zufolge nämlich die Entstehung von Krebs und Herz-Kreislauf-Problemen.

Definitiv einen positiven Effekt auf die Gesundheit haben die einfach ungesättigten Fettsäuren. Sie lassen das gute HDL-Cholesterin leicht ansteigen und halten dadurch die Zellen elastisch. Solche Fettsäuren finden sich in Oliven- oder Rapsöl sowie Nüssen oder Avocados.

Und zu guter Letzt bleiben noch die mehrfach ungesättigten Fette, die pauschal leider nicht in gesund oder ungesund eingestuft werden können. Bei diese Fetten kommt es auf die Omega-3-Varianten an, von denen unser Körper durch die moderne Ernährung tendenziell zu wenig erhält. Aus diesem Grund sind Fisch oder Leinöl zwei besonders wertvolle Lebensmittel, um die geschätzten Omega-3-Fettsäuren aufzutanken.

Optimale Ernährung beim Intervallfasten

Wenn Sie nun diese wichtigen Punkte einer frischen, qualitativ hochwertigen und ausgewogenen Ernährung für sich selber als Grundstein mitnehmen, so wissen Sie mitunter schon mehr, als Sie in manch ausführlichem Ernährungsratgeber erfahren werden. Was uns bis jetzt jedoch noch fehlt, ist die Verknüpfung dieser Erkenntnisse mit dem Intervallfasten. Bis dato wissen wir, dass es Essstunden und Fastenstunden gibt und in den Fastenstunden keinerlei Kalorien in fester oder flüssiger Form aufgenommen werden sollen.

Zusätzlich haben wir bereits einige hilfreiche Tipps zum besseren Durchhalten der Fastenzeit erfahren, indem das Trinken von ungesüßtem Tee oder Wasser und dem appetitzügelnden Kaffee die Fastenzeiten erleichtern können.

Blicken wir nun auf die zugeführte Nahrung im Zeitfenster des Essens, so möchte ich Ihnen drei Tipps mit auf den Fastenweg geben:

1. Eine üppige, erste Mahlzeit nach dem Fasten
Nach den vielen Stunden des Fastens haben Sie bestimmt einen großen Hunger. Aus diesem Grund dürfen oder

besser gesagt sollen Sie sich eine sättigende Portion gönnen. Idealerweise besteht diese Mahlzeit aus einer ausgewogenen Mischung von Kohlenhydraten, Fetten und Proteinen, ist noch dazu möglichst hochwertig in der Wahl der Lebensmittel und deckt möglichst viele Farbtöne ab.

2. Süßes idealerweise zwischen den Mahlzeiten
Die Lieblingsschokolade und das wohl verdiente Eis kann der Körper am besten ein bis zwei Stunden nach der ersten Mahlzeit aufnehmen. In dieser Zeit ist er noch mit der Nahrungsverarbeitung beschäftigt, der Blutzucker liegt deshalb noch etwas höher und die Zufuhr von Zucker lässt den Zuckerwert im Blut und somit den Insulinspiegel nicht drastisch nach oben schnellen. Kurz vor dem Fastenstart ist es dafür eher ungünstig auf Süßes zurückzugreifen, denn das anschließende zu erwartende Zuckertief wird Ihnen das Durchhalten der Fastenstunden erschweren.

3. Nach dem Workout wartet die größte Mahlzeit
Gehören Sie zu den Personen, die das Intervallfasten mit Sport verbinden, dann planen Sie im Idealfall nach dem schweißtreibenden Sport die größte Mahlzeit ein. Die Sporteinheiten können auf nüchternen Magen oder nach ein oder zwei kleinen Mahlzeiten praktiziert werden. Wichtig ist nur, die Nahrungsaufnahme nach dem Sport fix einzuplanen. Auf diesen Aspekt werden wir im nächsten Kapitel noch genauer eingehen.

Abschließend möchte ich Ihnen noch eine weitere Studie der Universität Graz mit auf den Weg geben. Auf Basis dieser Untersuchung schlussfolgert das Forscherteam, dass während des Intervallfastens möglichst auf Zucker und einfache Kohlenhydrate verzichtet werden sollte. Durch den Verzicht der „schnellen Energiebereitstellung" bleibt der Blutzucker- und Insulinwert nämlich konstant niedrig und der Körper gewinnt vermehrt Energie aus der Fettverbrennung.

Meiner Meinung nach ist diese Empfehlung durchaus ein paar Tage lang ein Versuch wert. Achten Sie dabei sehr wachsam auf Ihre Empfindungen und gestalten Sie die Essrestriktionen trotzdem nicht zu strikt! Sie sollen bzw. müssen nicht sämtliche Kohlenhydrate von Ihrem Essplan streichen, jedoch ist eine Reduktion des Zuckers und der „leeren" Kohlenhydrate durchaus ein gut gemeinter Rat.

Einen Aspekt gilt es in diesem Zusammenhang wohl noch einmal zu wiederholen: Versuchen Sie nicht zu Beginn gleich alles auszuprobieren und ein langes Fastenfenster mitsamt einem prompten Zucker- und Kohlenhydratverzicht umzusetzen. Step by step, langsame Veränderungen steigern die Chancen das Intervallfasten länger durchzuhalten und somit nachhaltige Erfolge zu erzielen.

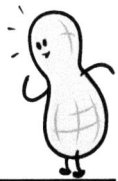

SHORT FACTS

Hochwertige, bunte und frische Lebensmittel steigern die Qualität Ihres Essens.

Kohlenhydrate sind nicht alle schlecht, allerdings sollten Sie auf große Mengen einfacher Kohlenhydrate (Frucht-, Milch- und Industriezucker) verzichten und sich stattdessen vermehrt an komplexe Kohlenhydrate (Vollkornprodukte, ballaststoffreiche und stärkehaltige Lebensmittel) halten.

Proteine sind für das Immunsystem, den Muskelaufbau und sämtliche Körperorgane enorm wichtig. Außerdem halten sie mit einer geringeren Energiedichte länger satt und eignen sich ideal als Mahlzeit vor dem Fastenstart.

Fette sind aufgrund ihrer chemischen Beschaffenheit (gesättigt, einfach ungesättigt, mehrfach ungesättigt) nicht einfach in „gute" und „schlechte" Fette zu unterteilen. Vielmehr hilft es sich „gute" Lebensmittel zu merken und auf den täglichen Essplan zu holen: Olivenöl, Rapsöl, Nüsse, Avocado, Fische, Leinöl, ...

Der unterstützende Sport

Neben der richtigen, ausgewogenen Ernährung ist die zweite Säule der menschlichen Gesundheit nicht minder bedeutsam: Ein gesundes Maß an körperlicher Bewegung! Sport wirkt sich unter anderem positiv auf das Herz-Kreislauf-System, den Stoffwechsel, die Gehirnfunktion, den Bewegungsapparat und die Psyche aus. All diese positiven Effekte dürften Ihnen bekannt sein, immerhin wird Sport in unserer westlichen Gesellschaft als Inbegriff eines gesunden Lebensstils angepriesen. Nun interessieren uns jedoch an dieser Stelle weniger die vielen positiven Effekte des Sports auf den Körper, als vielmehr die Zusammenhänge von diesem mit dem Intervallfasten: Verträgt sich Sport in Kombination mit dem Intervallfasten? Und wenn ja, gibt es gewisse Regeln, an die sich die „sportlichen Intervallfastenden" besser halten?

Vorweg sei noch mit einem Missverständnis aufgeräumt: Sport ist kein Muss, um die positiven Effekte des Intervallfastens am eigenen Körper zu erleben. Ähnliches wie schon beim vorangegangenen Aspekt der Ernährung gilt auch für den Sport: Ein ausreichend langes Fasten-Zeitfenster löst die Autophagie aus, die Kombination mit der richtigen Ernährung oder ein wenig Sport verstärkt diesen Prozess lediglich. Das bedeutet, dass Sie auch ohne regelmäßige Bewegung oder ein wiederkehrendes Krafttraining die positiven Auswirkungen des Intervallfastens erleben werden. Doch, und hier kommt nun der ausschlaggebende Punkt: Sport unterstützt die Autophagie im großen Maße und wird Sie wesentlich schneller an die von Ihnen gesteckten Ziele bringen!

Dieser Aspekt ist nicht zu unterschätzen, immerhin wird auch Ihre langfristige Motivation mit den ersten Erfolgserlebnissen zusammenhängen. Erreichen Sie Ihre Ziele früher, steigt auch die persönliche Motivation den neuen Ess-Fast-Rhythmus beizubehalten. Ob Sie sich schlussendlich für ein paar Fitnessstunden in der Woche entscheiden, oder lieber ohne regelmäßiges Überziehen der Sportschuhe dem Intervallfasten nachgehen, das ist natürlich Ihre eigene Entscheidung. Ich für meinen Teil kann Sie nur von ganzem Herzen dazu motivieren, dem Sport in Kombination mit dem Intervallfasten eine Chance zu geben. Sie werden den Unterschied schon bald am eigenen Körper spüren bzw. sehen.

Muskelaufbau lohnt sich

Steigen wir nun mit einem Thema in die Welt des Sports ein, das oft unterschätzt wird und in Zusammenhang mit dem Intervallfasten von großer Bedeutung ist: Die Muskeln und ihre Auswirkungen auf unsere Gesundheit! Schon bei den Auswirkungen des periodischen Fastens auf den

Körper haben wir den Aspekt der Muskelmasse kurz kennengelernt. Eine Vergrößerung des Muskelanteils im Körper bringt einige Vorteile mit sich. An dieser Stelle seien die zwei Bedeutsamsten noch einmal kurz erwähnt.

Eine gesteigerte Menge an Muskelmasse bedeutet einen höheren Energieverbrauch. Das hat zur Folge, dass bei gleichbleibender Kalorienaufnahme die Fettreserven als Energiequelle angezapft werden, um die zusätzlich notwendige Energie bereit zu stellen. Alternativ wird die zusätzlich benötigte Energie aus einer größeren Kalorienzufuhr gewonnen, sprich der sportliche Mensch kann hier mehr Nahrung zu sich nehmen, ohne unerwünschte Fettreserven aufzubauen.

Zusätzlich definieren aufgebaute Muskeln unseren Körperbau auf eine positive Art und Weise und lassen ihn athletisch wirken. Dieser Effekt lässt sich nicht nur im Spiegelbild der sportlichen Person erkennen, sondern aufgrund des gesteigerten Selbstbewusstseins auch in der Psyche dieser Person feststellen.

Ein Zuwachs an Muskeln ist somit nicht nur für Bodybuilder und Hantel-Fans ein erstrebenswertes Ziel, sondern erleichtert jeder/m den persönlichen Wunschkörper zu erreichen. In diesem Zusammenhang gilt es noch einen kleinen Nachsatz zu ergänzen: Sollten Sie ohne Sport einige Kilos verlieren, so wären Sie zwar schlank(er), jedoch mit großer Wahrscheinlichkeit „nur" hager und entsprechen proportional vielleicht noch immer nicht ihren imaginären Vorstellungen eines

Traumkörpers. Nur das Gewicht zu reduzieren und weniger Kilos auf die Waage zu bringen, ist oft nicht das endgültige Ziel. Männer wünschen sich beim Urteil vor dem Spiegel meist ein bisschen mehr Oberarm-, Brust- und Bauchmuskulatur, während sich die Damen – allgemein gesprochen - einen muskulösen Bauch, einen wohlgeformten Allerwertesten und straffe Beine herbeisehnen. Und genau an dieser Stelle kommen die besagten Muskeln ins Spiel. Ohne den Aufbau von Muskulatur auf unserem Körperskelett wird das Erfüllen des optischen Schönheitsbilds nur schwer zu erreichen sein. Das soll nicht heißen, dass Sport und somit der Aufbau von Muskeln notwendig ist, um einen optisch attraktiven Körper zu erhalten. Nein, das ganz bestimmt nicht! Denn erstens bestätigen Ausnahmen auch immer die Regel und zweitens liegt die Schönheit eines Körperbaus auch immer in den Augen des Betrachters. Dennoch helfen Muskeln den Körper athletisch zu formen und damit am Spiegelbild des eigenen Körpers mehr gefallen zu finden.

Abseits dieser Erkenntnisse über die große Bedeutung von Muskeln auf dem Weg zur Wunschfigur interessiert uns an dieser Stelle noch ein dezidierter Blick hinter die Muskelkulissen während der Zeit des Fastens. Eine früher zitierte Studie besagt, dass der Körper erst ab einer Fastenzeit von 30 Stunden auf seine Muskelmasse als Energielieferant zurückgreift. Für das Verhältnis an Muskelmasse in unserem Körper bedeutet dies somit, dass weder der 16/8-Rhytmus noch die 5/2-Vairante oder eine

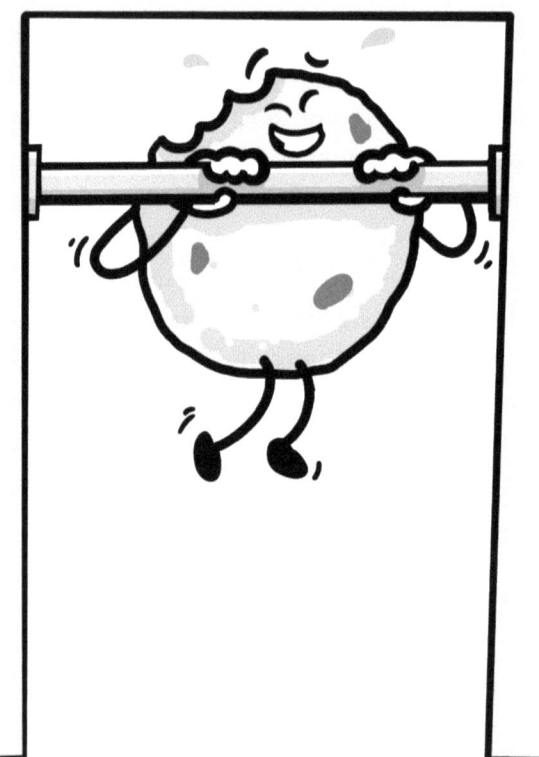

andere gängige Variante des Intervallfastens negative Auswirkungen auf die Muskelmasse hat. Während einer solch kurzen Zeit des Nichtessens greift der Körper nicht auf seine Muskeln als Energielieferant zurück, sondern bedient sich der Zellrückstände und dem Fettgewebe. Zusätzlich ist sich die Wissenschaft heute sicher, dass Bewegung und Sport den Prozess der Autophagie noch zusätzlich unterstützen können.

Einige Studien, die diese Tatsache bereits sehr aussagekräftig bewiesen haben, kommen aus Amerika. Bei einer dieser Studien wurden einige Probanden für sechs Wochen auf vier moderate Ausdauereinheiten pro Woche gesetzt. Die Standardgruppe ging dabei noch zusätzlich dem Intervallfasten nach, die Kontrollgruppe verzichtete auf das Fasten. Nach den sechs Wochen hatte die Fastengruppe deutlich bessere Werte bei zwei Enzymen, die in unserem Körper für die Energiebereitstellung aus dem Fettgewebe verantwortlich sind. Zusätzlich verbesserte sich bei den fastenden Probanden der Glykogenwert, der als Treibstoff für die Muskeln gilt, und sie hatten eine deutlich höhere Fettstoffwechselrate wie die nichtfastende Kontrollgruppe.

In Summe sind dies alles Anzeichen dafür, dass Sport in Kombination mit dem Intervallfasten die Gewichtsreduktion beschleunigt und fastende Sportler schneller ihre Wunschfigur erreichen.

Krafttraining vs. Ausdauersport

Die begünstigende Auswirkung von Sport während der Zeit des Intervallfastens ist unbestritten. Allerdings gibt es hinsichtlich der gewählten Trainingszeiten und Sportintensität große Unterschiede. Je nach persönlichen Präferenzen oder den eigenen Zielen macht es Sinn mehr Krafttraining oder eher Ausdauersport zu trainieren. Sollten Sie sich beispielsweise den Aufbau von Muskeln als primäres Ziel gesteckt haben, werden Sie sich wohl eher dem Krafttraining widmen. Mit dem Ziel der Gewichtsreduktion und einer verbesserten, allgemeinen Fitness ist der Ausdauersport wahrscheinlich Ihre persönliche Präferenz. Idealerweise wählen Sie eine Kombination von beiden Sporttypen aus und profitieren damit von den positiven Effekten beider Sportdisziplinen (Muskelaufbau beim Krafttraining, Gewichtsreduktion beim Ausdauertraining). Unabhängig von den gewählten Zielen und der damit verbundenen Sportart wirft das Fasten noch eine wesentliche Frage auf: Soll lieber auf nüchternen Magen gegen Ende der Fastenperiode oder während einer Essphase trainiert werden? Welches ist der richtige Zeitpunkt zum Trainieren, wenn periodisch gefastet wird?

Zu diesem Aspekt gibt es viele Meinungen und meiner Ansicht nach nur eine richtige Antwort: Ihr persönliches Bauchgefühl! Wenn Sie sich vorstellen können vor der ersten Mahlzeit des Tages eine Runde Joggen zu gehen, dann tun Sie dies und freuen sich danach auf ein ausgiebiges und energiereiches Frühstück/Mittagessen. Treibt Ihnen diese Vorstellung jedoch beim bloßen Gedanken daran schon Schweißperlen auf die Stirn, dann planen Sie ihre Sporteinheit lieber ein paar Stunden nach dem Essen ein. Intervallfasten lebt von seiner Flexibilität und aus diesem Grund ist es meiner Meinung nach wichtig, sich diese Flexibilität nicht mit künstlich auferlegten Regeln beim Sport (oder auch bei der Ernährung) nehmen zu lassen. Ich werde Ihnen gleich noch den aktuellen Forschungsstand zu diesem Thema präsentieren, doch bewerten Sie diesen lieber nicht über und achten Sie in dieser Frage lieber auf Ihr Gefühl.

Sollten Sie dennoch eine Entscheidungshilfe brauchen, so hält die Forschung natürlich einige Erkenntnisse für Sie bereit. Dabei wird grob nach drei Arten des Sports unterschieden, bei denen sich der ideale Trainingszeitpunkt etwas unterscheidet:

1. Ausdauersport mit niedriger Intensität

Beim langsamen Joggen, gemächlichen Fahrradfahren oder schnellen Walken werden mit nüchternem Magen die besseren Werte in Bezug auf die Fettverbrennung erzielt. Wichtig dabei ist jedoch, dass nach dem Ausdauersport zeitnah eine protein- und kohlenhydratreiche Nahrung aufgenommen wird. Der Körper braucht in dieser Phase nicht nur die Energie in Form einer Mahlzeit, sondern vor allem auch Nährstoffe, um seine Organe ausreichend zu versorgen.

2. Ausdauersport mit hoher Intensität

Intensive Laufeinheiten oder schnelle Sprints können durchaus auch mit nüchternem Magen bestritten werden, allerdings sind die Vorteile dabei nicht extrem groß. Genau genommen halten sich die Vor- und Nachteile vom Training mit hoher Intensität im nüchternem bzw. nicht-nüchternem Zustand die Waage. Wichtig ist auch hier, dass nach der Sporteinheit bald ein hochwertiges Essen zu sich genommen wird. Diese Frage ist wesentlich wichtiger, wie die Frage nach der Ernährung vor dem Ausdauersport.

3. Krafttraining

Auch beim Krafttraining gilt: Weniger das Davor wie das Danach ist von großer Bedeutung. Eine proteinreiche Mahlzeit nach dem Krafttraining ist ein Muss, damit der gewünschte Muskelaufbau im gewünschten Ausmaß stattfinden kann. Die Wissenschaft sieht zwar durchaus auch einige positive Auswirkungen beim Krafttraining während den Stunden des Fastens, doch mit zunehmender Intensität und Dauer des Krafttrainings ist es zwingend ratsam einen kleinen Snack vor dem Training einzunehmen.

In Kombination mit dem Intervallfasten hat jeder der drei soeben genannten Sporttypen seine Vorzüge. Während Krafttraining die Muskelmasse wachsen und somit die vorhin ausführlich geschilderten positiven Auswirkungen der Muskelzellen vorantreibt, führt hoch intensiver Ausdauersport zu einem langen „Nachbrenneffekt" der Fettzellen und somit zum Abbau der Fettreserven im großen Umfang. Wer nun dem moderaten Ausdauersport wenig Bedeutung zuspricht, hat zu kurz gedacht. Denn sein großer Vorteil ist es, den Körper die Fettverbrennung zu lehren. Bei Ausdauersportarten mit einer geringen Intensität greift der Körper bereits nach wenigen Minuten auf die Verwertung der eigenen Fettreserven zurück und trainiert somit die Energiebereitstellung durch die körpereigenen Fettzellen. In Phasen des Fastens tut sich der Körper dann aufgrund dieses Trainings leichter ebenfalls auf seine Fettzellen zurückzugreifen und sich an diesen zu bereichern. Es ist nicht schwer zu erraten, dass regelmäßiges, moderates Ausdauertraining das Intervallfasten erleichtert.

Der richtige Trainingszeitpunkt

Die Frage nach dem richtigen Zeitpunkt für den Sport ist ebenfalls schnell beantwortet: Jener Zeitpunkt, der am besten in Ihren Alltag passt, ist der beste Trainingszeitpunkt!

Wieso das? Es gibt zwar einige Empfehlungen der Wissenschaft, die Sie bei der Planung Ihres Alltags im Hinterkopf behalten können, doch grundsätzlich hängt der richtige Zeitpunkt in erster Linie von den zeitlichen Verfügbarkeiten Ihres Alltags ab. Es ist nämlich ungleich wichtiger den Sport regelmäßig und mit großer Freude auszuüben, als nur halb soviel zu trainieren und dabei stets die wissenschaftlich empfohlene Trainingszeit einzuhalten. Einige beachtenswerte Richtlinien gebe ich Ihnen trotzdem mit auf den Weg:

1. Sport nie unmittelbar nach dem Essen

Idealerweise wird die Sporteinheit zwei bis drei Stunden nach einer kleineren Mahlzeit oder drei bis vier Stunden nach einer größeren Mahlzeit ausgeübt. In dieser Zeit hat der Organismus genügend Energie und Nährstoffe für anabole, sprich aufbauende, Stoffwechselprozesse und ist nicht mehr mit der Verarbeitung der letzten Mahlzeit beschäftigt.

2. Kurz nach dem Training eine Mahlzeit

Es kann durchaus die letzte Mahlzeit des Tages sein, doch nach jeder sportlichen Betätigung sollte eine proteinhaltige und sättigende Mahlzeit folgen. Ist dies nicht der Fall, mangelt es dem Körper an den notwendigen Nährstoffen zum Aufbau der Muskeln und die danach folgende Fastenperiode gestaltet sich ungleich schwieriger.

3. Höchstleistung auch während der Fastenstunden

Mit der Zeit werden Sie merken, dass in den Stunden des Nichtessens durchaus Ihre produktivste Phase des Tages liegen kann. Beim Einstieg in das Fasten sind die Stunden des Nahrungsverzichts oft noch mit Schwindelgefühlen und Energielosigkeit gepaart, nach einigen Wochen jedoch schlägt dies meist um. Während der Fastenstunden erleben die meisten Intervallfastenden ihre produktivste Zeit des Tages. Das gilt sowohl für geistige wie auch sportliche Tätigkeiten.

In Summe ist Bewegung und Sport ein unglaublicher Gesundheits-Booster, der sich wunderbar mit dem Intervallfasten vereinen lässt. Er verstärkt sogar die vielen positiven Effekte des Fastens noch zusätzlich und wird Ihre Motivation für das Intervallfasten stärken.

Mit nur einigen Sportstunden pro Woche werden Sie sich in Ihrem Körper wohler fühlen, Ihre überflüssigen Kilos schneller loswerden und insgesamt optimistischer und fröhlicher durchs Leben gehen. Es erwarten Sie jede Menge Glückshormone, Adrenalin und Erfolgsgefühle. Nur abholen müssen Sie diese emotionalen Hochs leider selber, das kann Ihnen niemand abnehmen.

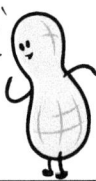

SHORT FACTS

Ausdauersport oder Krafttraining unterstützen die Autophagie und sind ideal beim Intervallfasten. Beim Intervallfasten bis zu 30 Stunden kommt es nicht zum Abbau der wertvollen Muskelmasse, es wird lediglich der zelluläre Müll und Fett verwertet.

Der richtige Trainingszeitpunkt ist jener, mit dem Sie Freude beim Sport haben. Nach dem Training ist außerdem eine proteinreiche Mahlzeit zu empfehlen.

Achtsamkeit für den Körper

Last but not least, gilt es der dritten Säule der Gesundheit noch ein Augenmerk zu schenken. Keine gesunde Nahrung dieser Welt und kein diszipliniertes Sportleben werden Ihnen langfristige Gesundheit bescheren, wenn Ihr Geist nicht die nötige Ruhe und Aufmerksamkeit von Ihnen bekommt. Vielleicht ist das Wort Geist etwas zu spirituell gewählt und wir sprechen stattdessen lieber von der richtigen inneren Balance oder dem passenden Mindset. Ihnen allen gemein ist die Absicht dem Körper Verschnaufpausen einzuräumen und ihn zur Ruhe kommen zu lassen.

Legen Sie eine Pause ein

Sich einfach einmal kurz aus dem stressigen Alltag auszuklicken, ist oft leichter gesagt wie getan. Umso wichtiger sind im Laufe des Alltags Ruheinseln, in denen Ihr Körper entspannen und neue Energie tanken darf. Nur in diesen Phasen können Sie in sich hinein hören und Ihre Gefühle reflektieren: Geht es Ihnen gut, mit der neu eingeschlagenen Ernährungsweise? Verspüren Sie im Zuge des Essverzichts vielleicht auch den Wunsch, an anderen Stellen die Weichen neu zu stellen? Haben Sie das Gefühl Ihrem Körper genügend Ruhezeiten zu gönnen, damit er aufkommende Stresssituationen gut meistern kann, ohne unter die Räder zu kommen? All das sind wichtige Fragen, die sich jede fastende Person von Zeit zu Zeit selber stellen sollte. Und das gute oder schlechte daran ist, dass die Antworten hierzu nicht schnell zwischen Tür und Angel oder auf dem Weg in die Arbeit beantwortet werden können, sondern in einer dezidierten Ruhephase erarbeitet werden müssen.

Hören Sie auf Ihr Bauchgefühl

Das Hineinhören in sich und seine eigene Gefühlswelt kann zu Beginn etwas Übung von Ihnen abverlangen, doch es ist ein ungemein wichtiges Element für den langfristigen, gesundheitlichen Erfolg. Unsere Körper sind alle sehr individuell. Was für die beste Freundin wunderbar funktioniert, muss nicht unbedingt Ihr richtiger Weg sein. Das kann heißen, dass für Ihre Freundin der 5/2-Rhythmus in Kombination mit 3 Laufeinheiten pro Woche der ideale Weg zum gesunden Körper ist, in dem sie sich wohlfühlt und vor neuer Energie nur so strotzt.

Für Sie jedoch kann dieser Rhythmus der pure Horror darstellen. Ihnen sind zwei ganze Fastentage zu anstrengend und Laufen ist wirklich nicht Ihr Lieblingssport, vielmehr fällt Ihnen der 16/8-Rhythmus verhältnismäßig leicht und Sie entscheiden sich lieber für

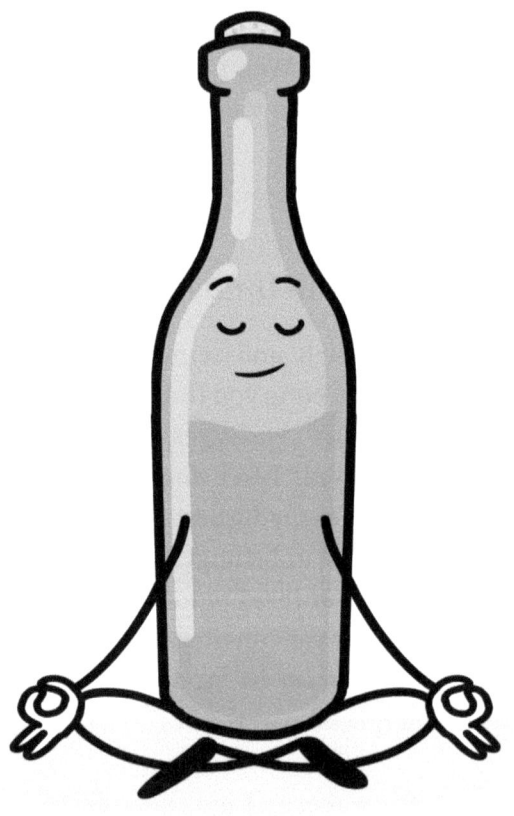

wöchentlich zwei Krafteinheiten im Fitnessstudio und einen ausgiebigen Sonntagsspaziergang mit Ihrem Hund.

Welche Variante nun Ihre präferierte ist, das kann Ihnen nur Ihr eigenes Körpergefühl sagen. Nehmen Sie das ernst und nehmen Sie sich vor allem die notwendige Zeit auf dieses Gefühl zu hören.

Gönnen Sie sich Zeiten der Entspannung

Oft wird eine Ernährungsumstellung auch als Anlass genommen, die Weichen in verschiedenen Bereichen neu zu stellen. Lang gehegte Wünsche werden verwirklicht und endlich in die Tat umgesetzt. Vom Erlernen eines neuen Hobbies hin zu einem Mehr an Schlaf kann das ganz unterschiedliche Wünsche abdecken. Sobald Sie Ihrem Körper Ruhe und Entspannung gönnen, werden Sie bald spüren, welche Aktivitäten Ihnen wohltun und wie Sie diese vermehrt in Ihren Lebensstil integrieren können. Mir persönlich helfen zwei Hilfsmittel für meine regelmäßige Dosis an innerer Ruhe. Einerseits habe ich das tägliche Meditieren für mich entdeckt, mit dessen Hilfe ich meine aufkommenden Gedanken sortieren und bewusst einen Gang runter schalten kann. Andererseits liebe ich es längere Laufeinheiten zu absolvieren und dabei den Gedanken völlige Freiheit zu gewähren. Beide Aktivitäten ordnen meine Gedanken neu, lassen mit entspannen und helfen mir in Zeiten von Stress innerhalb kürzester Zeit die innere Ruhe wiederzufinden.

Doch meine Hilfsmittel zur inneren Entspannung müssen nicht zwanghaft Ihre idealen Tools sein. Vielleicht sprechen Sie eher darauf an sich zu einem Yoga-Kurs anzumelden und abends vor dem Einschlafen ein paar Seiten Ihres Lieblingsbuchs zu lesen, damit der Tag stressfrei endet. Für welchen Ruhepol Sie sich auch entscheiden, achten Sie darauf ihn in Ihre Alltagsroutine einzubauen und möglichst nicht ausfallen zu lassen. Übung macht den Meister, das gilt auch für das Nichtstun.

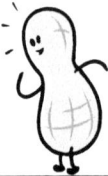

SHORT FACTS

Phasen der Ruhe sind besonders zu Beginn des periodischen Fastens von großer Bedeutung, sie lernen dabei auf Ihr Körpergefühl zu hören. Finden Sie Ihre persönlichen „Ruheinseln" im Alltag (z.B. Meditieren, Yoga, Lesen, Joggen, ...) und üben Sie sich in Selbstreflexion. Im besten Fall können Sie dies in Ihre tägliche Routine einbauen.

Der Start ins Fasten kann Veränderungen in Gewohnheiten oder scheinbar unabkömmliche Verpflichtungen mit sich bringen. Nutzen Sie den Neubeginn und tun Sie sich etwas Gutes!

Ein Fazit: Kurzzeitfasten für Langzeiterfolg

„Gelegentliches Fasten
ist die beste Heilnahrung"
EBO RAU

D er deutsche Mediziner Ebo Rau ist mit seiner Aussage zum Fasten definitiv nicht der Erfinder der heute so trendigen Nahrungsergänzungsmittel. Zu konträr sind seine Ansichten, bei der er einem gelegentlichen Nahrungsverzicht die größte aller Heilkräfte zuspricht. Ihm zufolge ist Fasten das Beste, das wir unserem Körper von Zeit zu Zeit gönnen können.

Nach der ganzen Fülle an Informationen in diesem Buch können wir seine Logik nur zu gut verstehen. Zu logisch klingt diese Erkenntnis mit Blick auf unsere Menschheitsgeschichte und jüngster Studienergebnisse. Ich hoffe Sie teilen diese Meinung gegen Ende dieses Buchs nun mit dem Mediziner und meiner Wenigkeit und es ist mir gelungen Ihren Wissensdurst zu stillen. Immerhin haben wir in diesem Buch unzählige, aktuelle

Forschungsstudien miteinander verknüpft und gleichzeitig jede Menge Praxistipps und persönliche Empfehlungen zum Thema Intervallfasten mit an die Hand geliefert bekommen.

Bevor es nun endgültig an Ihnen liegt, aus der Fülle an Informationen einen Mehrwert für Ihre persönliche Gesundheit zu ziehen, scheint es mir noch wichtig eine Kleinigkeit klarzustellen. Die Wortkombination des Buchtitels - die Nobelpreis-Diät - hat zu Beginn möglicherweise etwas Skepsis in Ihnen hervorgerufen. Wie passt eine neue Schlankheitsdiät in das Bild des wissenschaftlich fundierten Nobelpreis-Diskurses?

Auf den ersten Blick überhaupt nicht, da gebe ich Ihnen recht. Immerhin hat der japanische Zellforscher auch nicht für eine neue Diät-Form den Nobelpreis erhalten, sondern für die Erkenntnisse der Autophagie während des Fastens. Doch, und das ist nun in meinen Augen der ausschlaggebende Punkt, die Begrifflichkeit „Diät" wird im deutschen Sprachraum meist nur sehr eng gefasst, in seinen Ursprüngen hat der Begriff jedoch eine deutlich breitere Auslegung. Im alten Griechenland wurde „Diät" nämlich als Sinnbild für eine gewisse Lebensführung oder Lebensweise verwendet. Das erklärt auch, wieso im englischsprachigen Raum unter „Diet" noch immer die alltägliche Ernährungsweise eines Menschen verstanden wird, unabhängig vom Ziel mit dieser Ernährung Gewicht zu verlieren oder einer krankheitsbedingten Schonkost nachzugehen.

Lediglich im deutschen Sprachraum wird der Diät-Begriff umgangssprachlich fast ausschließlich für Schlankheitsdiäten mit dem Ziel der Gewichtsabnahme verwendet. Auch wenn an dieser Sprachverwendung nichts Falsches sein mag, so ist es - historisch betrachtet - eben nur die halbe Wahrheit. Immerhin beschäftigt sich die „Diätologie" als dazugehörige Wissenschaft auch in unserem Sprachraum mit der „richtigen" Ernährungs- und Lebensweise im Ganzen.

Und so ist es meiner Meinung nach nur konsequent bei der von Yoshinori Ohsumi entdeckten Autophagie und dem ihm dafür verliehenen Nobelpreis von der sogenannten „Nobelpreis-Diät" zu sprechen. Dafür gibt es meiner Meinung nach mehrere Gründe. Einer davon ist die Tatsache, dass das Phänomen der Autophagie nicht auf den deutschen Sprachraum limitiert ist und wir deshalb getrost den weiten Begriff der Diät heranziehen können. Ein weiterer Grund, wieso das Wortspiel des Nobelpreises sehr wohl mit einer Diät zusammenpasst, sehe ich in der Tatsache, dass die Autophagie und das Intervallfasten ein anerkannter, wissenschaftlicher Ansatz der Diätologie ist und aus diesem Grund durchaus der abgeleitete Begriff der „Diät" passend erscheint. Der Titel dieses Buchs entstand somit nicht mit der Absicht eine neue Schlankheitskur zu erfinden, sondern wissenschaftliche Erkenntnisse aufgrund des verliehenen Medizinnobelpreises mit der ursprünglichen, viel weiteren Bedeutung der Begrifflichkeit „Diät" zu verknüpfen.

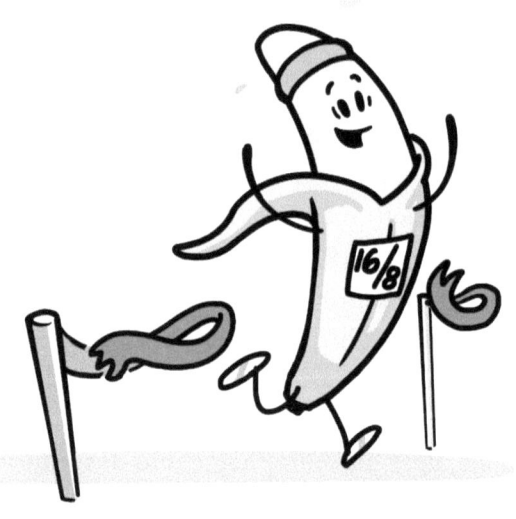

Und da wir schon bei Vergleichen von deutschen mit englischen Vokabularen sind, möchte ich Ihnen noch eine weitere spannende Wortherkunft mit auf den Weg geben. Wenn im englischen Sprachraum von „Breakfast" die Rede ist, so wird mit diesem Begriff das „Brechen" (Break) des „Fastens" (Fast) assoziiert. Mit dieser Wortherkunft wird schnell klar, wie unsere Vorfahren die längeren Phasen des Fastens ganz selbstverständlich in Ihren Alltag integrierten. Für Sie war es eine Selbstverständlichkeit, das nächtliche Fasten mit dem morgendlichen Frühstück zu brechen. Nur hat der moderne Mensch durch die ständige Verfügbarkeit von Lebensmitteln diesen regelmäßigen Verzicht auf Nahrung verlernt und gewährt dem Körper oft nur mehr während den nächtlichen Schlafstunden kurze Fastenzeiten.

Die Evolution hat uns jedoch gelehrt, dass Phasen des Nichtessens für den Menschen nicht nur völlig normal, sondern sogar wesentlich gesünder sind. Die Erkenntnis dazu mag eine verhältnismäßig junge sein, immerhin sind die dazugehörigen wissenschaftlichen Erkenntnisse erst einige Jahrzehnte alt und dem breiten Publikum wohl erst seit dem verliehenen Nobelpreis bekannt. Doch die Tatsache, dass unsere Vorfahren viele Jahrtausende lang mit solchen Fastenzeiten gelebt haben, spricht für sich.

Wir Menschen sind eine ständige Nahrungsaufnahme evolutionär betrachtet einfach nicht gewohnt. Die logische Folge sind allseits bekannte Zivilisationskrankheiten aller Art. Umso erfreulicher sind die wertvollen Erkenntnisse rund um die Bedeutung des Kurzzeitfastens, die in den letzten zwei Jahrzehnten erforscht und einer breiten Öffentlichkeit zugänglich gemacht wurden. Ich freue mich, dass ich Sie mit meinem Buch in diese Welt des Intervallfastens einführen durfte und Sie nun ebenfalls zu dem Kreis der „Wissenden" in Bezug auf das Intervallfasten zählen darf.

In diesem Sinne hoffe ich Sie neugierig, motiviert und gleichzeitig inspiriert zu haben, damit Sie die positiven Auswirkungen des Intervallfastens schon bald am eigenen Körper spüren werden. Nutzen Sie die Chance mit diesem flexiblen Ernährungskonzept viele gesundheitliche Vorteile erreichen zu können. Sich vital und schlank zu fühlen sind keine leeren Worthülsen auf dem Umschlag dieses Buchs, sie warten – vorausgesetzt Sie nehmen das Fasten nun in Angriff – bereits nach wenigen Fastentagen auf Sie.

Für mich hat sich durch das Intervallfasten mein Leben positiv verändert, ich hoffe Ihnen blüht ähnliches und wünsche Ihnen für den Fastenstart alles erdenklich Gute und die nötige Motivation noch heute damit zu beginnen!

QUELLEN

Anson, R. et al. (2003). Intermittent fasting dissociates beneficial effects of dietary restriction on glucose metabolism and neuronal resistance to injury from calorie intake. Proceedings of the National Academy of Sciences of the United States of America. Band 100. Nummer 10. Online via: https://www.ncbi.nlm.nih.gov/pmc/articles/PMC156352, 10.11.2017

Anson, R. et al. (2005). The diet restriction paradigm a brief review oft he effects of every-other-day feeding. Official Journal of the American Aging Association. Online via: https://link.springer.com/article/10.1007%2Fs11357-005-3286-2, Ausgabe 27, Seite 17 bis 25

Dirks, A., Leeuwenburgh, C. (2006). Caloric restriction in humans: potential pitfalls and health concerns. Mechanisms of Ageing and Development. Ausgabe 127

Eshghinia, S. und Mohammadzadeh, F. (2013). The effects of modified alternate-day fasting diet on weight loss and CAD risk factors in overweight and obese women. Journal of Diabetes & Metabolic Disorders 12 (1), Seite 4

Goodrick, C. et al. (1983). Effects of intermittent feeding upon growth, activity, and lifespan in rats allowed voluntary exercise. Exp. Aging Res. 9, 1983, Seite 203 – 209

Hartman, ML., Veldhuis, JD., Johnson, ML., Lee MM., Alberti KG., Samojlik, E. und Thorner, MO. (1992). Augmented growth hormone (GH) secretory burst frequency and amplitude mediate enhanced GH secretion during a two-day fast in normal men. J. Clin Endocrinol Metab. Online via: https://www.ncbi.nlm.nih.gov/pubmed/1548337, Seite 757 – 765

Heilbronn, L., Smith, S., Martin, C., Anton, S. und Ravussin, E. (2005). Alternate-day fasting in nonobese subjects: effects on body weight, body composition, and energy metabolism. The American Journal of Clinical Nutrition, Volume 81, Seite 69 bis 73

Hottenrott, K. und Hottenrott, L. (2017). Intermittierendes Fasten und Sport. Schweizerische Zeitschrift für Ganzheitsmedizin. Online via https://www.karger.com/Article/Pdf/480114, 10.12.2017

Hursting, S., Lavigne, J., Berrigan, D., Perkins, S. und Barrett, J. (2003). Calorie restriction, aging, and cancer prevention: mechanisms of action and applicability to humans. Annual Review of Medicine. Ausgabe 54, Seite 131 – 152

Ichimura, Y., Kirisako T., Takao, T., Satomi, Y., Shimonishi, Y., Ishihara, N., Mizushima, N., Tanida, I., Kominami, E., Ohsumi, M., Noda, T. und Ohsumi, Y. (2000). A ubiquitin-like system mediates protein lipidation. Nature, Seite(n) 408, 488 – 492

Illetschko, P. (2016). Was das Altern der Zelle wirklich bremst. DerStandard.at via https://derstandard.at/2000040944192/Biochemiker-Frank-Madeo Spermidin-Jede-Zelle-braucht-einen-Neuanfang, 15.11.2017

Mateo, F. und Pieber, T. (2015). Länger Leben durch

Kalorienrestriktion. Webseite der Karl-Franzens-Universität Graz, via https://on.uni-graz.at/de/detail/article/laenger-leben-durch-kalorienrestriktion, 29.11.2017

Mizushima, N., Noda, T., Yoshimori, T., Tanaka, Y., Ishii, T., George, M.D., Klionsky, D.J., Ohsumi, M. und Ohsumi, Y. (1998). A protein conjugation system essential for autophagy. Nature 395, Seite 395 – 398

P. Sumithran, L.A. Prendergast et al. (2011). Long-term persistence of hormonal adaptations to weight loss. The New England journal of Medicine, Band 365, Nummer 17, Seite 1597 – 1604

Parker-Pope, T. (2011). Fasting May Boost Heart Health. NYTIMES.com: https://well.blogs.nytimes.com/2011/04/04/regular-fasting-may-boost-heart-health, 01.12.2017

Patzen, P. (2017). Autophagie der zelluläre Erneuerungsprozess. Nutrition World Group, Online via http://www.nutrition-world.at/fileadmin/ user_upload/PDF/Aktuell/JanFeb2017.pdf, 01.11.2017

Roth, D. (2017). Schlank und gesund durch Kurzzeitfasten – Wie Sie Ihre Ernährung selbst bestimmen und ganz ohne Diät abnehmen. riva-Verlag

Stekovic, S. (2017). Der Jungzelleneffekt: Wie wir die Regenerationskraft unseres Organismus aktivieren. edition-a-Verlag.

Takeshige, K., Baba, M., Tsuboi, S., Noda, T. und Ohsumi, Y. (1992). Autophagy in yeast demonstrated with proteinasedeficient mutants and conditions for its induction. Journal of Cell Biology 119, Seite 301 – 311

The Nobel Assembly (2016). Nobel Prize in Physiology or Medicine 2016. Online via: https://www.nobelprize.org/nobel_prizes/medicine/laureates/2016/press.pdf, 29.12.2017

Tsukada, M. und Ohsumi, Y. (1993). Isolation and characterization of autophagy-defective mutants of Saccharomyces cervisiae. FEBS Letters 333, Seite 169 – 174

Varady, K., Bhutani, S., Klempel, M., Kroeger, C., Trepanowski, J., Haus, J., Hoddy, K. und Calvo, Y. (2013). Alternate day fasting for weight loss in normal weight and overweight subjects: a randomized controlled trial Nutrition Journal 2013, online via: https://nutritionj.biomedcentral.com/articles/10.1186/1475-2891-12-146 , 06.12.2017

Wasserfaller, Mario (2016). Fasten als Jungbrunnen. https://science.apa.at/dossier/Wie_man_sich_gesund_fastet__und_isst/SCI_20160630_SCI69213955230332028, 05.12.2017

Wolz, L. (2017). Wie gesund ist Intervallfasten. Stern-Gesundheit. Online via: https://www.stern.de/gesundheit/intervallfasten--wie-gesund-ist-der-trend--6748894.html, 01. März 2017